空巢老人心理调适手册

吴兰花 主编

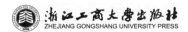
浙江工商大学出版社
ZHEJIANG GONGSHANG UNIVERSITY PRESS

图书在版编目(CIP)数据

空巢老人心理调适手册 / 吴兰花主编. —杭州：
浙江工商大学出版社，2014.4(2016.1 重印)
ISBN 978-7-5178-0283-9

Ⅰ. ①空… Ⅱ. ①吴… Ⅲ. ①老年人－心理保健－手
册 Ⅳ. ①R161.7－62

中国版本图书馆 CIP 数据核字(2014)第 012896 号

空巢老人心理调适手册

吴兰花 主编

责任编辑	唐妙琴　蒋红群	
责任校对	邹接义	
封面设计	王妤驰	
责任印制	包建辉	
出版发行	浙江工商大学出版社	
	（杭州市教工路 198 号　邮政编码 310012）	
	（E-mail：zjgsupress@163.com）	
	（网址：http://www.zjgsupress.com）	
	电话：0571－88904980，88831806（传真）	
排　　版	杭州朝曦图文设计有限公司	
印　　刷	虎彩印艺股份有限公司	
开　　本	880mm×1230mm　1/32	
印　　张	5.125	
字　　数	113 千	
版 印 次	2014 年 4 月第 1 版　2016 年 1 月第 5 次印刷	
书　　号	ISBN 978-7-5178-0283-9	
定　　价	26.00 元	

前　言

　　目前,我国老年人口增长快速,"银色浪潮"滚滚而来。据国家统计局统计,2010年第六次全国人口普查,60岁及以上人口占全国总人口的13.26%,其中65岁及以上人口占全国总人口的8.87%。同2000年第五次全国人口普查相比,60岁及以上人口的比重上升2.93个百分点,65岁及以上人口的比重上升1.91个百分点。确实,21世纪是人口老龄化的时代,预计到2015年,我国60岁以上老年人口将达到2.16亿,约占总人口的16.7%;到2020年,老年人口将达到2.48亿,老龄化水平将达到17.17%;到2050年,老年人口将超过4亿,老龄化水平将达到30%。

　　全国老龄办副主任吴玉韶介绍,"十二五"时期,我国人口老龄化加速发展,呈现出老龄化、高龄化、空巢化的新特征。随着老年人口数量的急剧加大、人们居住环境的改变、人口流动性增加、家庭构成趋向小家庭,空巢老人越来越多。2012年10月29日,首届全国智能化养老战略研讨会上证实,空巢老人比例很大,到2050年,我国临终无子女的老年人将达到7900万,独居和空巢老年人将占54%以上。2013年,全国老龄办发布的《中国老龄事业发展报告》显示,我国空巢老年人口规模继续扩大,2012年为0.99

亿人,2013年将突破1亿人大关。

空巢老人是在社会经济快速发展与变迁的背景下,产生的一个时代新名词,它代表了一类不可忽视的社会群体。他们在城乡各处静静地生活,数着日子盼儿女回家,守着电话等待儿女的问候。他们"出门一孤影,进门一盏灯",独守空房,艰难度日。空巢老人的出现给我们带来了诸多的问题和挑战,值得全社会关注。这些问题中,首当其冲的是心理问题,空巢老人普遍都有一种"空巢感"。有"空巢感"的老人,大都心情抑郁、惆怅孤寂、行为退缩,同时又有思念、自怜和无助等复杂的情绪情感体验无法排遣……因此,空巢老人要想"老有所为少遗憾""老有所乐无烦恼",拥有一个幸福的晚年,就必须进行心理调适,加强心理保健,维护和促进自身的心理健康。

本书利用老年心理学、社会心理学、心理咨询与治疗学等知识进行分析。第一章介绍"银发浪潮"下空巢老人的出现及面临的危机,尤其是心理危机;第二章至第十一章,则按不同的心理危机进行章节划分,每章有心理学知识介绍,更有该心理危机调适的建议和具体方法,这些可以帮助空巢老人了解自己的心理问题并找到可行的自救之路,做到"空巢"不"空心"。

本书集合了空巢老人最受困扰的、最希望解决的心理危机,除了心理学理论方面的知识介绍,还有空巢老人心理在现实生活中的典型案例,也有心理自测量表帮助空巢老人了解自己的心理状态。因而,本书具有非常强的时效性、针对性、实用性和可操作性。

本书的语言简单朴素、浅显通俗、生动活泼、深入浅出,力求让空巢老人喜欢看、看得懂。

本书集科学性、知识性、趣味性和智慧性为一体,是一部难得的可读性较高的心理读本,可以让空巢老人在轻松阅读中认识心理危机,关注心理健康,通过科学有效的方法进行心理调适,化解心理危机。同时,本书也有助于关注空巢老人的社会人士了解空巢老人的心理特点、心理需求和心理困扰,从而更好地关爱空巢老人。

俗语说,"高官不如高薪,高薪不如高寿",诚愿此书能够帮助空巢老人拥有平和心态,营造心灵幸福,健康长寿!

目　　录

第一章 "银色浪潮"下的空巢危机

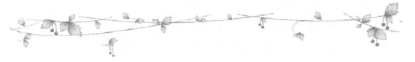

中秋节前某农村,一位老人上吊去世了。这位老人有三个儿子和两个女儿,大约十几年前丈夫就去世了。老人家一手把三个儿子拉扯大,娶了媳妇,现在两个儿子在县城,二儿子在农村家里。两个女儿都出嫁了。前几年回去还能经常碰到她,多数是在帮着儿子看孩子。现在孙子孙女们都大些了,上小学了,可她都70多岁了,也不能送孩子们上学了,所以就闲了下来。

老人自己一个人住在一栋老房子里,儿女很少到她那边坐坐。有人说她可真会挑日子,八月十三选择上吊,八月十五正好出殡(农村的风俗,第三天上午下葬),这天儿孙们大都会放假回家过节,送她的人肯定比较多。从她选择的时间上也可以判断出,她的确是希望有更多的子孙能送她,因为据说八月十三的上午她被救下过一次,却在下午又选择了死亡。

认识空巢老人

空巢老人由"老人"和"空巢"两个概念组成,"老人"的年龄界定范围一般是在 60 岁或 65 岁以上,在我国一般指 60 岁及以上。"空巢",单从字义上讲,就是"空寂的巢穴"。"鸟儿长大,离巢飞去,鸟巢空留。"空巢家庭是形象地用小鸟离开巢穴来形容人类社会里孩子长大成人后从父母家庭搬出去自立门户,剩下老人独守空巢的情形。空巢老人指无子女或子女不在身边、独自生活的老年人。空巢老人一般分为三类:一是本身就无子女的老人,二是子女不在身边的老人,三是子女在身边却疏于联系的老人。空巢老人可以是空巢夫妇两位老人,也可以是单身空巢老人。

据了解,在发达国家,空巢家庭出现较早,现在十分普遍,老年人与子女同住的只占 10％至 30％,美国在第二次世界大战前,52％的老年人与子女同住,到了 20 世纪 80 年代,与子女同住的只有百分之十几。在比利时、丹麦、法国和英国,20 世纪 80 年代初,全部家庭户中,65 岁以上独居者占 11％。瑞典独居老年人达到40％,即每 10 个老年人中就有 4 人独居。

随着独生子女的父母步入老年,空巢家庭将成为我国老年人家庭的主要形式。预计到 2030 年,空巢老年人家庭占老年人家庭的比例将达到 90％,届时我国老年人家庭将面临高度空巢化。

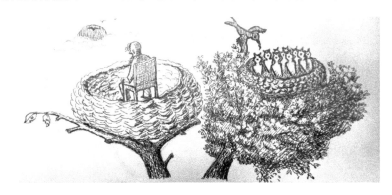

空巢老人产生的原因

社会上形影孤单的空巢老人越来越多了,为什么会出现这样的情况呢?中国老龄科学研究中心专家指出,我国空巢老人的增多是社会发展的趋势,是社会进步的体现,是人们价值观念改变的结果。

1.个人原因

第一,有的老人自己希望过独立、清静的生活,有更多的自由空间。这部分老人大多在经济上能够独立、精神生活较为丰富、身体状况较好。

第二,有的老人则对老居住地有深厚感情,即便是子女进了城或是迁了新居,要求其到新地居住生活,他们也不愿意离开久居的环境,有山有田有菜地有房子,仍然坚持守着老根据地。

第三,有的老人认为"金窝""银窝"不如自己的"草窝",宁愿厮守"空巢老窝",也不愿进养老院、托老所等。

2.家庭原因

第一,老人的观念一般比较传统和保守,而多数子女追求时尚和新潮,这就使得两代人的生活方式、思想观念等方面存在较大差异。为避免与子女生活在一起产生冲突与矛盾,很多老人选择独立生活。正如一位王姓老太太所说:"六年前老伴去世后,我和儿子一起住过一段时间。他们的身上,总是有很多我看不惯的地方,我最痛恨浪费,有时我们一大家子人一起吃饭,那些剩下的菜他们就要倒进垃圾篓,我不让倒掉,下顿热热再吃,可是他们说什么吃剩

3

菜有害健康,不听我的。这让我非常生气,结果弄得大家都不高兴。"

第二,有的老人为了子女有更好的发展空间,鼓励子女去更好的城市工作,这也就促使了一部分子女走出家庭。

第三,子女压力大,既要工作,又要照顾其子女读书等,无暇照顾老人,老人也不愿加重子女的负担,而选择独立生活。

第四,受住房紧张等条件制约,老人无法与子女同住。

第五,在经济转型期,"百善孝为先"的传统受到了挑战,年轻人"孝"观念淡化。部分年轻人虽具备条件,但对年老体弱的父母漠不关心,在赡养老人问题上相互推诿,嫌弃父母。一个母亲能养活几个子女,而子女却养不了一个母亲的案例屡屡发生,出现"三个和尚没水吃"的尴尬局面,这使得老人不得不独守空巢。

3.社会原因

第一,社会的变迁改变了家庭的各种关系。改革开放以来,大量的农村中青年进城务工,造成许多农村老人留守家中无人照顾,这样就导致了空巢家庭的出现。截止到2010年,全国农民进城务工人口达到1.5亿。

第二,随着社会经济发展,生活水平不断提高和住房条件改善,许多子女婚后拥有自己的住房,与老人分开居住,造成老人空巢。

第三,由于计划生育政策的推行,人们生育观念的改变,部分老人只生育一个子女。两家独生子女结婚成家后,必将有一方成为空巢家庭,有的子女更是两个人一起到其他城市安家落户,两家的老人自然就成了空巢老人。

第四,社会养老、机构养老发展滞后,养老服务体系不完善。

4.自然空巢

由于有的老人终身未婚;有的老人虽已结婚,但未生育小孩;有的老人生育的子女死亡,造成空巢。

📖 空巢老人危机四伏

陈教授在一所著名大学里教书,可谓桃李满天下了。播撒下遍地芳菲之后,老教授却渐渐从人们的视线中隐去了。自从老伴离开他以后,宽绰的三居室里只剩下他一个人与孤灯相伴。忙碌的人们几乎没有人会注意到这位老人:他每天佝偻着腰,拿着饭盒哆哆嗦嗦地去食堂买饭吃——因为他已经无法为自己做饭了。1995年春节,他的一个学生从广州过来看望恩师,却怎么也敲不开门,于是他只好打电话到老师的隔壁人家。隔壁人家也说他们这几天忙着过节,没注意老人,但好像也没见老先生出来。大家都知道老先生经常把钥匙放在过去任教的数学系,就赶紧找数学系办公室的人取钥匙来开门。打开门时发现老人躺在地上,人们上前推了推他,发现他竟然还活着,好一会儿才有气无力地说:"我已经三天没吃饭,起不来了。"说完就昏了过去,人们七手八脚地把他抬到医院,然而已经错过了抢救的最佳时期,老人溘然长逝。

空巢老人大多数身体不好,独自一个人在空荡荡的家中,健康、安全、生活、精神诸多的问题困扰着他们,并带来了严重的社会问题。

1.精神慰藉危机

精神生活是衡量人们生活质量的一个重要方面,也关系到人的健康状况。空巢老人由于生活环境、身体等方面的原因,社会交往较少,来自子女的感情慰藉是他们精神生活的主要方面,对一些老人而言,甚至是维持其生命的重要支撑。然而,现实情况是,空巢老人缺乏与子女的交流和沟通,普遍有一种"空巢感",单身老人的"空巢感"则更强烈。有"空巢感"的老人,大都心情抑郁,惆怅孤寂,行为退缩。他们中许多人深居简出,很少与社会交往。"空巢感"严重时会转变为老年精神障碍或老年痴呆,给老人及其子女带来不尽的痛苦。精神慰藉危机是空巢老人面临的首要危机。

"没想到母亲把我告到了法院,而理由竟然是我很少回家看望她。"接到法院传票的柳某无奈地说。

和许多中国年轻人一样,从事销售工作的柳某经常加班。"写方案、打电话、拜访客户、和客户吃饭,不加班活儿永远也干不完。"今年 32 岁仍未婚的他,少有时间回家看望母亲,也经常忘记给她打电话。

65 岁的柳某母亲是典型的空巢老人,离异的她早已退休,而柳某是她的独子。"儿子回家少,也不怎么打电话,有时候我只能和自己聊天!"柳某母亲情绪激动地对法官说。

在起诉书中,柳某母亲提出的诉求是让儿子每月至少回家一次。"我一个月的退休金就有 3000 多元,我不缺钱花,就想儿子经常回家瞧瞧。"柳某的母亲说,自己只要求"精神赡养"。

2.经济危机

经济状况是老年人生活的物质基础。国内的调查显示,有52%的老人经济上入不敷出,自觉经济状况较差。绝大多数城市老人的养老金难以承担当地一个像样的养老院的床位费、护理费、伙食费等,更别说生病等一些额外的医疗花费了。当前,我国农村社会保险制度尚不完善,农民养老的经济支持主要来自家庭。一般情况下,只要身体条件允许,农村空巢老人就会继续参加各种劳动以养活自己。外出务工子女由于文化水平低、缺乏必要劳动技能等,打工所得收入有限,加上城市高昂的生活费用及下一代的教育成本,使得他们负担沉重,对老人的经济支持往往有限。不少外出打工子女将孩子交给父母照看,因此,与非空巢老人相比,空巢老人的经济负担还体现在孙辈的日常生活开销上。

3.生活照料危机

这是一对90岁高龄的老俩口,为了下楼这件事已经商量了好几个月了。5层的楼梯,对他们就构成了一条不可逾越的鸿沟,于是他们就被禁锢在家中的小天地里,日复一日,他们只能互相面对,与外界唯一的联系就是那台电视机,他们仅有的一个儿子在国外。他们太想去晒晒太阳,听听孩子们嬉戏的声音了——这一切对别人来说太平常了,而对他们来说却是一种奢侈……

因为住在5楼,他们平时很少下楼,靠着儿媳的姐姐每周为他们买一次菜和生活用品维持生活。

由于子女不在身边,生活不能自理的空巢老人的日常生活成了大问题。一件不起眼的生活小事,就常常会让他们手足无措、陷于困境,如电灯保险丝断了、自来水龙头坏了等。那些生活能自理的空巢老人也会忧虑,因为随着年龄的增加,精力的衰退,将来总有一天难以独立地照料自己,到了这一天怎么办? 特别是生活中发生意外的时候,到哪里寻求帮助?一位居委会主任说,她的辖区内有一对年龄均已90多岁的老俩口,他们时常嘱咐她说:"主任,你平时经常来看看我们,你如果敲门时,我们5分钟之内来给你开门了,就没事;如果没开门,你就得想办法来救我们了。"

4.疾病医护危机

空巢老人,特别是单身空巢老人,生了病以后感到特别无助。就是那些相依为命的空巢老夫妇家庭,也同样面临这一问题:当一个老人生病时,另一个尚可陪同就医;但当夫妇两人都因病而躺在床上时,怎么办呢?"儿女不在身边,最怕身体犯病!"曹奶奶说。

📖 空巢老人的心理需求

在年轻人看来,人到老年,看看电视,享享清福,是多么幸福的事情。然而,老年人并不这样认为,他们渴望理解和交流。因此,了解和重视老年人的心理需求,对稳定老年人的情绪变化、健康长寿有很重要的意义。空巢老人的心理需求不但具有一般老人的共性,而且也有其特殊性,主要表现在以下方面。

1.依存需求

人到老年,精力、体力、脑力都受到一定的限制,有的生活不能自理,会感到非常孤独,希望得到社会、单位、社区的关心照顾,子女的孝顺,朋友的关爱,老伴的体贴,使他们感到老有所依。

房管所的水暖工小方怎么也不明白,王大爷家的马桶老坏,按他的经验,这样修好之后起码能用一年,可两天之后又坏了。于是,再一次给王大爷修好马桶的两天之后,他又敲门来到王大爷家,笑呵呵地问:"大爷,您的马桶没坏吧?"王大爷一愣,随后一把抱住了小方:"孩子,真是难为你了!"老人随后抽噎地哭了起来,把实话告诉了这个水暖工:"如果不是你来修马桶,我就连说话的人都没有!"

2.健康需求

这是老年人普遍存在的一种心理状态。人处于老年时期,各种器官都会出现不同程度的衰退。一些体弱患病的空巢老人,最担心的是生病治疗和经济负担;看病难的问题给老人带来烦恼,特别是怕卧床不起无人照顾。空巢老人认为,死并不可怕,最怕是患病卧床不起、半死不活、拖累别人。健康是空巢老人共同的心理和愿望。

3.尊重需求

空巢老人一般年纪大、辈分高、经历多、对社会多少做过贡献,希望得到社会承认、肯定和尊重。特别是一些无配偶老人,自认为"低人一等",最怕被人瞧不起,总希望在人格上受人尊重。有些离退休前是干部、专家等资历高、地位高的老人,特别重视被人尊重。如果得不到尊重,就会产生悲观情绪,甚至不愿出门,长此下去,则会引起抑郁和消沉,为疾病播下种子。

4.安全需求

空巢老人多数年纪大、反应能力差,是社会上一些违法犯罪分子作案的对象。老人最怕小偷入室偷窃,外出被骗、遭抢;也有些老人行动不便,最怕跌倒受伤;还有的身患慢性疾病,担心三更半夜病情发作无人抢救,希望家人和社会提供安全保障措施。

5. 交际需求

空巢老人空闲的时间多,在家常会感到无所事事、空虚无聊。需要深交老朋友、结交新朋友。一起泡茶聊天,交流思想;一同下棋垂钓,联络感情;或研讨书画,或结伴旅游。互相帮助,丰富生活。

6. 保障需求

生活保障是空巢老人最关心的问题。没有收入的空巢老人最担心的是子女不能提供养老支持;享受离退休金、低保金、五保的空巢老人担心生活费用不够开支。他们经常关注的是退休、低保等养老金能不能提高;市场粮菜价、水电费等会不会上涨。

7. 学习需求

有些空巢老人,年轻时因受条件限制,读书较少;或在职时没有时间学习深造。退休后时间较为充裕,因而有再学习的需求。如学习时事政治,提高思想觉悟;学习科学技术,丰富知识技能;学习保健知识,提高健康水平;学习美术书法,丰富文化生活。既能动脑、活动身体、延缓衰老;又可学到知识技能,丰富精神文化生活。

8. 工作需求

大部分离退休的空巢老人,还有一定的工作能力,有一技之长。这些人退休后,大部分有继续工作的愿望。有的人希望再到机关企事业单位当顾问,或到社团任职;有的想返聘、再就业,增加个人收入;有的想尽义务,做些服务社会的工作。这些工作既可以减缓体力、脑力的衰退,又能够实现自我价值。

9. 求偶需求

有些空巢老人丧偶、离婚或未婚,生活寂寞,子女又不在身边,希望找个老伴,以便互相依靠、陪伴余生。

10.临终需求

空巢老人临终需要人性关怀。老人在临终弥留之际,心情特别复杂而痛苦。患病老人一方面受到病魔折磨,难以忍受;另一方面在面临生离死别的关头,心情十分痛苦。老人在死亡中挣扎,除了医生采取措施尽量控制和减轻痛苦外,还需要家属、亲友和社会给予关爱和慰藉,进行照顾和心理安慰,给予心灵呵护和情感满足,使老人安详地离开人间。

空巢老人心理健康十标准

一般说来,心理健康的人都能够善待自己、善待他人,适应环境,情绪正常,人格和谐。心理健康的人并非没有痛苦和烦恼,而是他们能适时地从痛苦和烦恼中解脱出来,积极地寻求改变不利现状的新途径。空巢老人怎样的心理状态才算是健康呢?根据空巢老人的心理特点和心理需求,以下是空巢老人的心理健康十条标准。

1.生活目标明确、切合实际

热爱生活,珍惜生命,按照自己的身体素质、经济能力、家庭条件及相应的社会环境等来制定明确的生活目标,既要符合实际,也要留有余地。

2.智力基本正常

感知觉正常,或感知觉有衰退但可以通过适当的手段进行弥补,如戴眼镜、使用助听器等;回忆往事,记忆清晰,不发生太大的遗忘;判断事物,基本准确;分析问题,条理清晰,不出现逻辑混乱;回答问题,能对答自如,不答非所问等。

3.充分了解自己,有自知之明

过高地估计自己的能力,勉强去做超过自己能力的事情,常常会得不到想象中的结果,使自己遭受失败的打击;过低地估计自己的能力,缺乏自信心,常常会使人产生抑郁情绪。所以,心理健康的空巢老人能较好地认识自己的价值、能力、学识和水平,正确对待自己的优点和缺点,有自知之明。

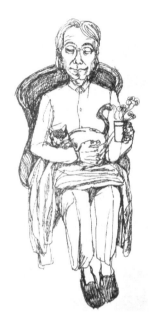

4.保持个性的完整与和谐

个性中的能力、兴趣、性格与气质等各个心理特征和谐而统一,生活中才能体验到幸福感和满足感。例如一个人的能力很强,但对其所从事的工作无兴趣,也不适合他的性格,所以他未必能够体验成功感和满足感。相反,如果他对自己的工作感兴趣,但能力很差,力不从心,也会感到很烦恼。

5.与外界环境保持接触

与外界环境保持接触包括三个方面,即与自然环境、社会环境和人的接触。如今的老年活动中心、老年文化活动站以及老年大学为老年人与外界环境接触提供了条件。这样一方面可以丰富自己的精神生活,另一方面可以及时调整自己的行为,以便更好地适应环境。

6.良好的人际关系

乐于帮助他人,也乐于接受他人的帮助。夫妻和睦;与家人感情融洽,能得到家人的理解和尊重;与邻居、亲戚朋友能保持良好的联系。不求全责备,不过分要求于人,与人为善、和蔼可亲。

7.具有一定的学习能力

现代社会中,为了适应新的生活方式,必须不断学习。比如:不学习电脑就体会不到上网的乐趣;不学健康新观念就会使生活停留在吃饱穿暖的水平上。学习可以锻炼老年人的记忆和思维能力,对于预防脑功能减退和老年痴呆有益。

8.情绪稳定,意志坚强

保持情绪稳定,善于调控自己的情绪。悲痛时能找到释放或发泄的方法,不至于被悲痛所压倒;欢乐时能有节制地欢欣鼓舞,不至于得意忘形或过分激动。能从积极的角度认识和评价事物,使积极的情绪多于消极的情绪。

意志力坚强,能经得起外界事物的强烈刺激。正确评价自己和外界的事物,控制自己的行为,办事较少盲目性和冲动性;遇到困难和挫折时,能客观分析原因,并冷静地运用自己的意志和经验加以克服,而不是一味地唉声叹气或怨天尤人。

雨天卖伞　晴天晒盐

一位老太太有两个儿子,大儿子是晒盐的,小儿子是卖雨伞的。两个儿子都有活儿干,老太太本来应该高兴才是,可是,她整天都不开心。因为呢,天晴她就担心小儿子的雨伞卖不出去;下雨天她就担心大儿子晒不成盐。有人对老太太说:"您老应该每天开心才是啊!"劝她换一个角度想问题。于是,老太太天晴就为大儿子高兴,可以晒盐;下雨天就为小儿子高兴,可以卖雨伞。这样,不管天晴还是下雨,老太太都乐呵呵的。

从这个故事可知,同一个问题,思考的角度不同,效果完全不同。

9.保持正常的行为

能保持正常的生活、工作、学习、娱乐等活动。一切行为符合自己在各种场合的身份和角色。有正常的业余爱好,平时能经常参加一项至几项业余爱好活动,且这些兴趣爱好对自己有利,对家庭有利,对社会有利。

10.知足

不为物欲所累,不计较个人得失,没有非分要求,不贪图享受。不与别人攀比,知足常乐,理性面对社会现实。知足的人,即使在田间耕作,穿粗布衣服,喝酸菜汤,也能悠然自得,感到满足和快乐。

空巢综合征

空巢老人要经历个人生命周期的转型(从中年期到老年期),还要经历家庭周期的转型(从核心或主干家庭到空巢家庭),若适应不好极易诱发孤独、失落等负面情绪,对生活失去希望。这些负面情绪强烈或持久地反复体验即成为一种长期的精神刺激,对空巢老人会产生不同程度的影响和伤害,从而引发空巢综合征。

中文系的李教授,多年来一直乐观豁达,性格开朗。他虽无子女,但与青梅竹马的演员老伴相濡以沫50年,相互体贴关怀,生活过得十分甜蜜。忽一日祸从天降,老伴不幸死于车祸。残酷的现实,沉重的打击,使他一蹶不振,完全变成了另外一个人。此后,他很少出门,整日在书房独坐,双目久久凝视爱妻遗像,沉默寡言,郁郁寡欢,时而暗自唏嘘,时而自言自语,懒散孤僻,远离热闹,情绪低落,目光呆滞。经医院检查,医生诊断为"空巢综合征"。

空巢综合征的主要表现:

1.躯体方面

主要表现为内分泌、中枢神经和免疫系统功能的紊乱、失调和减退,抵抗力下降,出现入睡困难、早醒,睡眠质量差,头痛,乏力,消化不良,心慌气短等症状,有的甚至可诱发或加重冠心病、高血压、支气管、胃及十二指肠溃疡等躯体疾病。

2.心理方面

对生活缺乏热情,对自身存在的价值表示怀疑,情绪上表现为孤独、抑郁、多疑敏感、固执等,行为上疏于与他人交往,精神空虚,无所事事。

很多研究发现,心情黯淡、沮丧、孤寂,食欲降低,睡眠失调,脾气暴躁或愁眉不展,不好与人相处,得过且过等是空巢老人常见的心理体验与情绪状态。这种不良情绪和体验持续时间长了,老人的思考能力、判断能力就会大大减退。大脑老化,老年性痴呆、老年性精神病的发病率也大大增加。

本书后面的章节将以简单朴实、通俗易懂的语言具体介绍空巢综合征表现出来的种种心理危机,然后对症下药,引导空巢老人摒弃不良心理,化解心理危机,拥有一个快乐幸福的晚年。

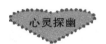 **您的心理健康吗?**

指导语:

这是一个帮助老年朋友了解自己的心理健康状况的测试。测试共有 70 个题目。请和自己的情况做比较,基本符合的在括号中计 2 分,有点符合的计 1 分,不符合的计 0 分,不清楚的也计 0 分。回答时不必仔细考虑,要尽快回答。好,现在开始!

问题:

1. 如果周围有喧嚷声,不能马上睡着。　　　　　　　　(　　)

2. 常常怒气陡生。　　　　　　　　　　　　　　　　(　　)

3. 梦中所见与平时所想的不谋而合。　　　　　　　　(　　)

4. 习惯与陌生人谈笑自如。　　　　　　　　　　　　(　　)

5. 经常精神萎靡。　　　　　　　　　　　　　　　　(　　)

6. 常常希望好好改变一下生活环境。　　　　　　　　(　　)

7. 不愿意破除以前的规矩。　　　　　　　　　　　　(　　)

8. 稍稍等人一会儿就气得不得了。　　　　　　　　　(　　)

9. 常常感到头有紧箍感。　　　　　　　　　　　　　(　　)

10. 对周围很小的声音也会注意到。　　　　　　　　　(　　)

11. 不太会有哀伤的心情。　　　　　　　　　　　　　(　　)

12. 常常思考将来的事情并感到不安。 （ ）

13. 孤独一人时常常心烦意乱。 （ ）

14. 自以为从不对人说谎。 （ ）

15. 常常出现一着慌便完全失败的情形。 （ ）

16. 经常担心别人对自己的看法。 （ ）

17. 经常以为自己的行为受别人支配。 （ ）

18. 做以自己为主的事情,常常非常活跃,全无倦意。 （ ）

19. 常常担心发生地震和火灾。 （ ）

20. 希望过与别人不同的生活。 （ ）

21. 自以为从不怨恨他人。 （ ）

22. 失败后,会长时间地存在颓丧的心情。 （ ）

23. 兴奋时常常会突然神志昏迷。 （ ）

24. 即使最近发生了什么事故,也往往毫不在乎。 （ ）

25. 常常为一点小事而十分激动。 （ ）

26. 很多时候天气虽好却心情不佳。 （ ）

27. 工作时,常常想起什么便突然外出。 （ ）

28. 不希望别人经常提起自己。 （ ）

29. 常常对别人的微词耿耿于怀。 （ ）

30. 常常因为心情不好感到身体的某个部位疼痛。 （ ）

31. 常常会突然忘记以前的打算。 （ ）

32. 睡眠不足或者连续工作都毫不在乎。 （ ）

33. 生活没有活力,意志消沉。 （ ）

34. 工作认真,有时却有荒谬的想法。 （ ）

35. 自认为从没有浪费时间。 （ ）

36. 与人约定事情常常犹豫不决。 （ ）

37. 看什么都不顺眼时，常常感到头痛。 （　　）

38. 常常听见他人听不见的声音。 （　　）

39. 常常毫无缘由地快活。 （　　）

40. 一紧张就直冒汗。 （　　）

41. 比过去更厌恶今天，常常希望最好出些变故。 （　　）

42. 自以为经常对人说真话。 （　　）

43. 往往漠视小事而无所长进。 （　　）

44. 紧张时脸部肌肉常常会抽动。 （　　）

45. 有时认为周围的人与自己截然不同。 （　　）

46. 常常会粗心大意地忘记约会。 （　　）

47. 喜欢沉思默想。 （　　）

48. 一听到有人说起仁义道德的话，就怒气冲冲。 （　　）

49. 自以为从没有被父母责骂过。 （　　）

50. 一着急后总是担心时间，频频看表。 （　　）

51. 尽管不是毛病，常常感到心脏和胸口发闷。 （　　）

52. 不喜欢与他人一起游玩。 （　　）

53. 常常兴奋得睡不着觉，总想干些什么。 （　　）

54. 尽管是微小的失败，但总是归咎于自己的过失。 （　　）

55. 常常想做别人不愿意做的事情。 （　　）

56. 习惯于亲切和蔼地与别人相处。 （　　）

57. 必须在别人面前做事情时，心就会剧烈地跳动起来。

（　　）

58. 心情常常随当时的气氛变化很大。 （　　）

59. 即使是自己发生了重大事情，也好像不是自己的事那样思考。 （　　）

60. 往往因为极小的愉悦而非常激动。 （ ）

61. 心有所虑时常常情绪非常消沉。 （ ）

62. 认为社会腐败，不管怎么努力也不会幸福。 （ ）

63. 自认为从没有与人吵过架。 （ ）

64. 失败一次后再做事情时非常担心。 （ ）

65. 常常有堵住嗓子的感觉。 （ ）

66. 常常视父母兄弟如路人一般。 （ ）

67. 常常与初次相见的人愉快交谈。 （ ）

68. 念念不忘过去的失败。 （ ）

69. 常常因为事情进展不如自己想象的那样而怒气冲冲。

（ ）

70. 自认为从未生过病。 （ ）

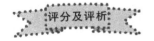

评分及评析

计分标准

按照下面的心理健康自我鉴定计分表，根据"类型号码"栏每种类型的分数，把"问题号码"栏各问题的得分横向加起来，分别填入合计栏中。例如，"类型1"各题得分分别是：1题2分，8题1分，15题0分，22题0分，29题1分，36题2分，43题1分，50题2分，57题0分，64题1分，则$2+1+0+0+1+2+1+2+0+1=10$分，这个10分就填写在与"类型1"对应的"合计得分"栏里。其他各种类型得分依此类推。

心理健康自我鉴定计分表

问题号码										合计得分	类型号码
1	8	15	22	29	36	43	50	57	64		1
2	9	16	23	30	37	44	51	58	65		2
3	10	17	24	31	38	45	52	59	66		3
4	11	18	25	32	39	46	53	60	67		4
5	12	19	26	33	40	47	54	61	68		5
6	13	20	27	34	41	48	55	62	69		6
7	14	21	28	35	42	49	56	63	70		7

心理症状指数计算：除去类型号码中第 7 项虚构症状外，将前 6 项得分相加，然后将该得分乘以 3，所得分数即为心理症状指数。例如，第一横行合计得分为 5，第二横行合计得分为 2，以后依次为 2、1、3、2，则前 6 项的合计得分为 $5+2+2+1+3+2=15$，心理症状指数为 $15×3=45$。

🪷 得分评析

心理症状指数 32 分及以下：您心理健康，没有什么不良征兆。今后要善于适应各种紧张状况，实行精神的自我管理。

心理症状指数 33～47 分：您心理健康状况良好。但要检查一下某一症状类型得分是否过高，就要再一次自我检查某一心理方面的健康状况，找出病因再对症治疗。

心理症状指数 48～61 分：您心理健康状况一般，说不上健康。要彻底调整自己的心理健康状况，使心理症状指数降低到 47 分以下。特别要积极找出得分较高的症状类型的病因，及时治疗。

心理症状指数 62～76 分：您有心理疾病的征兆。再次自我检查哪一项症状最严重，仔细分析症状严重的原因，并努力解决这个问题。如果有条件，最好去做心理咨询。

心理症状指数 77 分及以上：您已经患有某种程度的心理疾病。一定要接受心理医生的诊断和治疗。不管怎样，重要的是早期发现，早期治疗，真正能够使您恢复健康的就是您自己。

第二章　黑暗中起飞的蝙蝠——猜疑

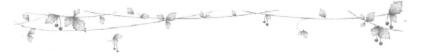

　　68 岁的王老师退休前是位很受学生欢迎的语文教师，与同事关系也很融洽。但现在却变得让旁人难以理解，尤其是莫名其妙地怀疑别人偷她的东西。老人这种无端的怀疑让子女们哭笑不得。比如她老是向儿女们告状说保姆偷她的钱，开始大家信以为真，就换了新保姆，但在换了三个保姆后，老人还是说保姆经常偷东西，这时子女们才觉得老人有问题。还有，老人早上起来后通常要到院子里转一转，突然就会听到她的骂声，说哪个不要脸的又偷她家的花盆，搞得与左邻右舍的关系很紧张……

认识猜疑

　　《三国演义》中有这样一段描写：曹操刺杀董卓败露后，与陈宫一起逃至吕伯奢家。曹吕两家是世交。吕伯奢一见曹操到来，本想杀一头猪款待他，可是曹操听到磨刀之声，又听说要"缚而杀之"，便大起疑心，以为要杀自己。于是不问青红皂白，拔剑误杀无辜。这是一出由猜疑心理导致的悲剧。

以自己所掌握的不全面的甚至是毫无事实根据的信息,主观臆断地去推测、怀疑他人的言行,做出对自己不利的判断,发展下去对己对人都会造成伤害,这种心理倾向就是猜疑。从心理学角度来看,猜疑是一种不符合事实的主观想象,是一种消极的自我暗示。有猜疑心的人,往往先在主观上假定某一看法,然后把许多毫无联系的现象通过所谓的"合理想象"拉扯在一起,用来证明自己看法的正确性。为了达到这一目的,他们甚至能无中生有地制造出一些现象,就像俗话所说的:"疑鬼就有鬼""疑心多见鬼"。

生活中,我们常会看到一些空巢老人猜疑心很重,他们整天疑心重重、无中生有,认为人人都不可信、不可交。培根说过:"心思中的猜疑有如鸟中的蝙蝠,它们永远是在黄昏里飞的。"因为猜疑不光明磊落,它既是对别人的不信任,也是对自己的不信任,所以猜疑只能藏匿于心底。

有个人丢了把斧头,心里怀疑是邻居的儿子偷的,于是看他走路的姿态,像是偷斧头的;脸上的表情,也像偷斧头的;听他说话,还是像偷斧头的。总之,他的一举一动,没有一处不像偷斧头的样子。不久,这个人到山沟里掘地,找到了斧头。隔了两天,又看见邻居的儿子,看看他的言行举止,又一点儿也不像偷斧头的了。

空巢老人猜疑的表现

1.疑病

老人往往因身体有病而多疑,常表现为无病也疑,有病更疑,空巢老人更甚。即使自己只是有一些轻伤小恙也自以为是病入膏育、无药可救,检查之后仍然不相信。间或谈病色变,问病又止,求医换药不断。这种疑病可令其对衰退的机能极度敏感,对一般人感觉不到的体内变化或体验不到的痛苦也都会有所感觉。如有位老人因为感觉自己心跳急促、加快,就坚信自己患了严重的疾病,是不是患了致死性疾病,是冠心病、癌症,还是······?

2.担忧

从心理上来说,多疑是由缺乏自我安全感而产生的。空巢老人因猜疑而对一切事情都担忧,甚至会莫名其妙地感到害怕。他们固执地认为自己生活在阴谋和危险中,常常担心别人危害到他们的利益和安全,对外界有种下意识的回避或抵触。他们害怕别人在算计自己,在做不利于自己的事,别人的关怀和帮助在他们看来也是对自己不怀好意,甚至怀疑子女贪财欺老、用心不良等。所以,猜疑心理较重的老人对晚辈、邻居、朋友、熟人的态度、言行往往十分注意和敏感,并有很多猜想,如子女是不是嫌弃我了,别人是不是讨厌我了等。这种怀疑很多时候毫无根据,但他们却深信不疑,弄得自己一天到晚心神不宁、忧心忡忡。

3.对儿媳的怀疑

空巢老人由于个人经历和认识的局限,对儿媳不信任。他们总认为儿媳始终是别人的女儿,不跟自己一条心,自然与儿媳疏远,甚至对儿媳这样不顺眼,那样也不称心;这个不对,那个也出错地挑剔。

如今儿女有几个真孝顺的?别说鬼精鬼精的儿媳了!儿子结婚后回来看我少了,这就是明证——儿媳教唆的。别看她一回家就对我甜言蜜语带撒娇,那是装出来的!

那天,他俩回来了。儿子提着一大包礼物,儿媳撅着嘴,进屋才假笑,但我还是看见了,明白了。我冷笑,骂我的儿子:没事情来什么来?我可不想影响你们的幸福生活……

儿子只会傻笑,儿媳拉儿子到一边去说了些啥,儿子就乖乖跟她走了。

我气得直摔东西,摔罢东西锁门出去扎堆继续骂儿媳,骂了足有两个小时,儿子跑来拉我回家。一进家,儿媳就抱着我撒娇,拉我坐下,取出个稀罕玩意要量我的血压、血脂……

原来,她是去给我买家庭理疗仪了。来时在路上看见就要买,儿子嫌贵,她才一路撅嘴回来的。进屋看我脸色不好,就坚决要去给我买……

婆媳之间最忌讳的是猜疑,沟通是婆媳相处的润滑剂,沟通能使矛盾大化小、小化了。此外,当婆婆的要时时提醒自己:多一点宽容与理解,努力减少"见外心理",去除戒心和猜疑。

 人老了,就爱猜疑吗?

空巢老人喜欢猜疑,主要有四个方面的原因。

1. 生理原因

空巢老人,年龄大了,各方面开始老化。视力和听力渐渐下降,这时候,老人听的看的不如以前多,也没那么准确,因此容易多疑,如耳聋怀疑症患者。

耳聋怀疑症

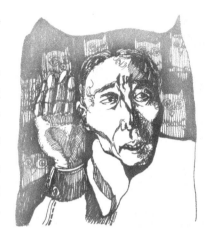

王大爷年近七旬，本来性格开朗，深得家人的尊重。几个月前他开始耳聋后，性格突然改变，与人相处事事设防，处处疑心。儿女若心情不好，不太言语，他就认为是讨厌他；儿子若对孙子发脾气，他就以为是指桑骂槐，嫌他年老不中用……时间一长，与家人的关系搞得非常紧张。

王大爷就是患了"耳聋怀疑症"。老人耳聋后，听人说话非常费力，说话者也很累。这就导致家人和朋友不愿与他多说话，老人也因听不清别人说话，不愿与别人交谈，封闭自己，从而造成孤独、抑郁和多疑。这种交际上的困难，使老人产生严重的担心和失落感，再加上人到晚年，社会地位改变，年老体衰，总怕别人瞧不起自己，进而产生自卑感，而越自卑，就越重视他人对自己的态度，敏感性就越强。所以，耳聋老人并不是"耳不听心不烦"，恰恰是"耳不听心更烦"。

2.自信不足

空巢老人的猜疑与其对环境、对他人、对自己缺乏信任有关。古人说："长相知，不相疑。"反之，不相知，必定长相疑。疑神疑鬼的人,看似疑别人,实际上是对自己有怀疑,至少是信心不足。有些老人在某些方面自认为不如别人,因而总以为别人在议论自己,看不起自己,算计自己。

3.和曾经受到的伤害有关

当一个人因为太信任别人而受到重大的打击时,他的印象会非常深刻,甚至一生都无法忘记。以后面对其他的人和事时,他会因为曾经的教训而心存疑惑,左右为难,生怕自己再次受到欺骗。有些空巢老人由于以前轻信别人,在交往中受过骗,蒙受了巨大的经济和精神损失或感情挫折,结果可能万念俱灰,不再相信任何人。例如,某体育教师60岁时遭遇婚骗,最后人财两空。老人为此伤心欲绝,自此不愿相信任何人和事。

4.心病的原因

空巢老人日常说话和做事都会有一些表现,最常见的表现是记性不好和妄想。老人记性明显下降,可能是痴呆症的前兆,而经常有被偷、被害的幻想,可能是精神障碍的表现。如果和过去相比,老人明显表现出记忆力差、出现幻觉、多疑敏感,就可能是心理疾病的信号。如果表现得极端多疑和健忘,应及早请医生检查治疗。

猜疑的危害

猜疑心理的危害有哪些,危害到底有多大?我们先来看一个关于朱元璋的小故事。

朱元璋的猜疑

朱元璋推翻了元朝，建立了大明王朝。他登上皇位后疑心很重，任意曲解和胡乱剖析字词。

"原来"这个词在明之前是不存在的。那时通用的是"元来"。"元"是起初、开始、本来的意思。如南宋诗人陆游的一首诗首句"死去元知万事空"中的"元"（后人将诗中的"元"改为"原"）。陆诗中的"元"用得非常贴切准确，改为"原"后意义反而不明。为何改动？这还是朱元璋猜忌的结果。他一看到"元来"就心神不安、心惊肉跳，"元来"不但冲撞了其名，更可怕的是它还暗含"元朝回来"之意，这不是元朝要复辟么？于是他决心要灭掉这不祥之词。但这是普通的常用词，不能不用。即使现在消灭了，过去的重要文献书籍中还大量存在，怎能挖掉呢？有一位聪明的大臣看透了朱的心思，便建议将"元"改为"原"。朱元璋听了大喜，随即诏令"原来"通行天下。"元来"从此绝迹。本来当是"元始社会"的也成了"原始社会"。

朱元璋早年交了一位和尚朋友，关系十分密切。朱当皇帝后更加友好，隔三岔五地邀请其入宫吃喝玩乐、共享富贵。和尚知恩图报，便写一首诗颂扬皇上无量功德。首句是"金盘合苏来殊域"，朱元璋看后勃然大怒，立即将其斩首。众人见之惊恐万状，不知何故杀了这和尚。后来虽知因这首诗犯了死罪，但众多大臣反复看诗细心琢磨也找不到哪个字词冒犯了皇上。又过了很久，人们才得知因诗中用了"殊"字，"殊"是由歹和朱二字组成，朱元璋认为拆开念，不论从右向左，还是从左向右，都是骂他不是好东西，如此骂他，岂可容留？

培根说:"猜疑这种心情是迷陷人的,又是乱人心智的。它能使人陷入迷惘,混淆敌友。"中国也有句俗话叫"疑心生暗鬼",这"暗鬼"一害自己,二害别人。猜疑是人性的弱点,是卑鄙灵魂的伙伴,对人的危害非常大。人一旦陷入猜疑的陷阱,必定会事事捕风捉影,对周围的人心怀戒备、疑心重重,最后把自己包裹起来,对世界充满畏惧。猜疑心强的人既要对付被自己夸大的"敌意",又要安抚自己内心由此而导致的痛苦,从而使身心上受到很大的消耗与折磨。猜疑会加重人的心理压力,使其经常处于紧张、焦虑状态,缺乏应有的安全感。猜疑进一步发展,往往使人丧失理智,对他人具有极强的对抗性,常以害人开始,以毁灭自己结束。

走出猜疑怪圈

猜疑心理如果不能及时消除,就可能导致不幸。所以,如果您有了猜疑心理,就需要想办法加以控制了。

1.保持清醒头脑,冷静思考

猜疑在很多时候是由于缺少逻辑思维导致的。现实生活中,许多猜疑戳穿之后是很可笑的,但在戳穿之前,由于消极的自我暗示心理作祟,猜疑者往往觉得事情顺理成章。所以,保持冷静、客观的态度观察、分析和思考问题,是消除猜疑的途径之一。要注意在观察时放弃假定,以防止先入为主的假定产生心理定势。当您有了猜疑心理之后,可以这样冷静地思考:为什么我要这样想;如果猜疑是错的,还有哪几种可能发生的情况? 如"疑人偷斧"中的那个农夫。如果失斧后冷静想一想,斧头会不会是自己砍柴时忘了带回家，或者挑柴时掉在路上，那么，这个险些影响他同邻人关系的猜疑，或许根本就不会产生。

2.注意调查事实

猜疑常常是缺乏明显事实依据地起疑心，往往在传播流言的煽动下才越发"牢固"，让人失去理智，酿成恶果。所以，有了猜疑心理后，要注意调查事实，问问自己这种猜疑是否有现实根据？要本着实事求是的原则，不能听风就是雨，要以眼见的事实为依据。况且，有时眼见的也未必是实，这就得花费一定时间和功夫，找出实质性的东西，从而化解猜疑心理。

3.增强自信，坦荡无私

自信不足是产生猜疑心理的根源之一，一个人自信心越强，就越容易相信别人，就越不会产生猜疑心理。空巢老人平时应该做些力所能及的事，用事实证明自己还没有老。同时，要看到自己的长处，培养自信心，相信自己能与子女、邻居、朋友处理好人际关系，能给别人留下良好的印象。这样，当我们充满信心地工作和生活时，就不用担心自己的行为，也不会随便怀疑别人是否会挑剔、为难自己了。如果您还能做到心底坦荡无私，对他人及周围的事情看得比较自然，那就更好了。

4.及时沟通，解除疑惑

猜疑往往是彼此缺乏交流、人为设置心理屏障的结果，也可能是误会或别人搬弄是非的结果。明白此理，空巢老人就应当通过适当的方式，主动放下思想包袱，同对方进行开诚布公、推心置腹的交谈。在这个问题上，死要面子是毫无意义的。相反，如果您能诚恳地谈一谈，对方未必认为这是您对他的不信任，他甚至能从您的一片诚意中,进一步看出您对他的信赖,从而冰释前嫌,越发敬重您。如果把疑心紧锁心中,则只会加深矛盾,恶化相互间的感情。

5.不与人较真,学会自我安慰

空巢老人应加强自身修养,开阔胸怀,豁达大度,放宽心,任它去,不较真。"哪个背后无人讲,哪个背后不讲人。"一个人在生活中,遭到别人的非议和流言,与他人产生误会,没有什么值得大惊小怪的。在一些生活细节上不必斤斤计较,糊涂一些会更好,这样就可以避免自找烦恼。

如果觉得别人怀疑自己,您可以安慰自己不必为别人的闲言碎语所困扰,可以对自己说,他们这样做是为了我好;他们的行为是善意的,并无恶意;他不会说我坏话;他不会对我撒谎;是我多虑了,我应该向他们表示感谢;等等。不要在意别人的议论,这样不仅解脱了自己,而且还取得了一次小小的精神胜利,产生的怀疑自然就云消雾散了。

6.冥想

出现猜疑心理时,空巢老人也可以尝试冥想。首先,找一个安静的地方,这个地方要不受外界干扰。然后,坐好,放松,开始冥想。闭上眼睛,自然呼气、吸气,不加干涉,两耳静听自己的呼吸声,体会自己的呼吸,慢慢地心里的杂念就会减少。一次冥想的时间在 15—20 分钟之间。

此外,为了帮助老人克服猜疑心理,子女做事必须开诚布公,把老人想了解的事告诉他,切不可对他想知道的事情视而不见或问而不告。

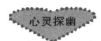 **您的猜疑心重吗？**

指导语：

老年朋友,您是否经常猜疑别人,是否常常感觉自己的疑心病很重,到底是不是自己想得太多了一些? 您可以试着做做下面的测试,它可以帮助您更好地了解自己!

1. 您时常怀疑朋友在背后说您坏话吗? （　　）

2. 您认为所有人的生活都是有目的的吗? （　　）

3. 您怀疑许多人有轻度的违法行为吗? （　　）

4. 如果事先知道谎言不会被识破,您怀疑很多人都会欺骗别人吗? （　　）

5. 您很难让自己信任别人吗? （　　）

6. 您不喜欢借钱给别人,因为您怀疑对方不会还吗? （　　）

7. 您不会把还未寄出的信放在桌上,而不锁起来吗? （　　）

8. 您经常查对银行账单吗? （　　）

9. 付完账后,您总会认真清点一下找回的零钱吗? （　　）

10. 您不会随手将皮包放在自己看不到的地方? （　　）

11. 您认为别人随时都可能骗您吗? （　　）

12. 一时找不到钱包,您会怀疑被偷了吗? （　　）

13. 在陌生的地方向人问路,您会多问几个人以后才确定吗? （　　）

14. 如果对方临时取消约会,您会怀疑他的动机吗? （　　）

15. 您会默默认为人基本上是不诚实的吗? （　　）

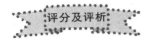

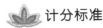 计分标准

回答"否"计 1 分,回答"是"计 0 分。将 15 个题目的得分相加,就是您该测验的总得分。

得分评析

0～4 分:您是一个非常多疑的人,这样的情况比较危险。

5～9 分:您本来是很信任别人的,然而经验告诉您,这个世界上虚伪和欺骗太多,所以您的信任中往往带有怀疑的成分。

10～15 分:您是个非常信任别人的人。您认为人基本上都是可靠的。当然,您可能会因此而常常失望。有些人甚至会利用您的这种天性故意欺骗你。不过,像您这样的人通常会活得比较快乐。

第三章　万事虚空,百无聊赖——抑郁

　　李阿婆,76 岁,一个月前老伴突然患脑中风肢体瘫痪住院。由于对老伴的病非常担心,同时又要照料老伴的生活,以致阿婆坐卧不宁,感到筋疲力尽。随后她逐渐出现头痛、头昏、失眠、多梦、手脚乏力并有麻木感,还常常胸闷不适并伴有气急,故怀疑自己也得了不治之症,情绪逐渐低落。经多家医院检查,均未发现明显异常。虽医生多次劝解,她仍不能消除疑虑,整日显得愁眉苦脸,不思饮食,悲观绝望,企图自杀结束生命,幸被及时解救。

认识老年抑郁症

　　老年抑郁症是指首发于老年期,以持久的抑郁心境为主要临床特征的一种精神障碍。临床特征以情绪低落、焦虑、迟滞和繁多的躯体不适症状为主。它是老年时期常见的一种精神疾病。

　　据不完全统计,每 5 位老年人中,就有一位在不同时期或不同阶段出现不同情况的抑郁症。据世界卫生组织的统计,在 60 岁以上老人中,老年抑郁症的患病率为 7％～10％,在患有高血压、冠心病、糖尿病甚至癌症等躯体疾病的老人中，抑郁症发病率可高达50％。另外，我国心理学家的研究表明，我国空巢老人无论是在城市还是农村，他们抑郁症的发病率均高于非空巢老人。城市空巢老年人抑郁症状的发生率为52％，高于一般人群的10％～20％，而对农村空巢老人的研究表明，这一比例为

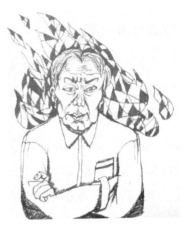

80.5％，自杀率也随着年龄的增长而呈上升趋势。

戴安娜王妃一生得过四次抑郁症

或许世人看到的是戴安娜王妃的美丽高贵，却从未料想过这朵英国王室最娇艳的玫瑰，其实是生活在忧伤与落寞中。戴安娜王妃得过四次抑郁症，症状时轻时重。导致戴安娜抑郁的诱因来自两方面，首先是与查尔斯王子貌合神离的感情，后来引发婚姻危机。其次是生育了两个王子，尤其是生育威廉王子后，戴安娜出现了严重的抑郁症。戴安娜曾多次用婚外恋的方式，试图逃避烦恼、摆脱抑郁，同时也对查尔斯的不忠进行报复，但由于责任感以及万人瞩目的状况，她不得不小心翼翼，这又反过来加重了她的心理负担。在难熬的婚姻中，她曾感到绝望与厌世并导致厌食。由于她的私人医生及时发现并给予积极的治疗，她的抑郁才没有造成太大的社会影响。

📖 老人抑郁的八大表现

老人抑郁症与其他年龄的人群所患抑郁症相比,除具备一般抑郁症的典型症状外,还有其独特表现。

1.疑病性

通常表现为对自身症状过于敏感、反应过度且对所患疾病过于悲观。有些老人整日琢磨自己的身体状况,对自身出现的某些症状过于敏感,或根据自身出现的个别小症状就确认自己患某种重大疾病或所患疾病是不治之症,并因此而情绪沮丧,其痛苦的表现远远超过实际病情,甚至对周围的人说"治不好了""不想活了""太受罪了"等言词;有些老人在得知同事、亲友身患重病或病故的消息后,极为关注自己的身体情况,自身哪怕是出现一点小症状就感觉很难受,过度关注自己的难受部位,言语和活动明显减少;有些老人则是不断地进行检查,尽管相关检查结果很正常,但仍然不能打消自身的顾虑,害怕患病但又天天想着自己患病了,以致想用极端的方式摆脱目前的痛苦,但却抵触家人对自己的精心照料和劝解。

2.激越性

激越性即焦虑激动。焦虑激越往往是比较严重的抑郁症的继发症状,也可能成为病人的主要症状。主要表现为:恐惧、烦躁、易动怒,终日担心自己和家庭将遭遇不幸、大祸临头、搓手顿足、坐卧不安、惶惶不可终日。轻者喋喋不休诉其体验及"悲惨境遇",寻求安全的人物或地点,重者则勒颈、触电、撕衣服、揪头发、满地翻滚、焦虑万分,以致企图自杀。

3.隐匿性

之所以称为隐匿性就是其抑郁的反应不明显，抑郁症状被躯体症状所掩盖。如患者描述胸闷、心慌、心悸；头痛、头晕；上腹部不适、腹胀等，但经过各项相应指标检查后又没有阳性结果或体征变化。因此，家人不容易察觉，常在发现老人有行为异常或自杀企图时，才被考虑患上老年抑郁的可能，让其去就诊。

4.迟滞性

迟滞性指行为阻滞缓慢和缺少。如行动迟缓、动作减少，不愿参加交际活动，不喜欢做家务，思维贫乏，面部表情淡漠，少言寡语，生活懒散，问问题很少会回答或回答问题缓慢，甚至缄默不语。症状严重者还会出现不语、不食、不动的木僵状态。老年人经常会感到脑子迟钝，觉得自己"变笨了"，可能以前觉得非常简单的问题现在却无法解决。

李女士78岁的母亲，近来老是心不在焉，记不住事，对任何事都没兴趣。李女士以为老人年纪大了，变得有些痴呆，可还没等她抽出时间带母亲去检查，老人竟在家服药自杀，幸好发现及时才救回一条命。医生检查发现，老人其实是因为老伴儿去世，打不开心结，患了重度抑郁症。经过治疗，老人的精神状况明显好转，反应也不再迟钝了。

5.妄想性

老年抑郁症患者多出现疑病妄想、罪恶妄想、贫穷妄想、被害妄想等。疑病妄想表现为毫无根据地认为自己患了某种严重的躯体疾病,通过一系列的详细检查和多次反复的医学检验,都不能纠正病人的这种信念。罪恶妄想表现为坚信自己犯了严重错误,罪大恶极,以致连累亲友,甚至连国家也受到了不可弥补的损失,自认为不仅应该受人鄙视和唾骂,甚至处死也不能补偿其罪恶之万一,常因而拒食,或采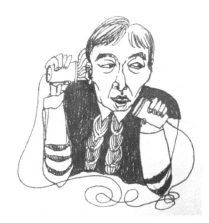
取一些极端方式赎罪。贫穷妄想表现为认为自己一无所有,赤贫如洗,既无才,又无德。被害妄想表现为坚信自己受到迫害或伤害,从而变得极度谨慎和处处防备,还时常将相关的人纳入自己妄想的世界中。

6.抑郁症性假性痴呆

抑郁症性假性痴呆属于认知障碍。病人对以往、当前事物,既往学到的知识失去正确的判断能力。在计算能力、记忆能力等诸多方面都出现了问题,脑的思维活动减缓等。

7.季节性

部分老年人有季节性情感障碍的特点。每当冬季来临,老年抑郁症出现抑郁发作,而春季或夏季来临,抑郁缓解。

8.轻生倾向

老年抑郁症病人轻生的危险性比其他年龄阶段的人大得多,病人轻生前表现异常,称自己病好了,或表现异常高兴,给人以假象而放松警惕。也有一些采取隐蔽的表现,值得大家特别注意。

当病人出现以上症状时，家人要高度注意，必要时须马上去看医生。

此外，老人抑郁症还可能出现比年轻人抑郁症更多更严重的躯体症状，主要包括：（1）严重失眠，原本睡眠良好的老人突然变得难以入眠，虽可入睡但醒得过早，或入睡了却又自感未入睡（即所谓的"睡眠感丧失"），此时服用抗神经衰弱症的药物往往毫无效果；（2）便秘，原本排便正常的老人变得难以排便，严重的可持续一周，同时还会伴以种种消化障碍，如食欲大减甚至完全不思饮食，有的还出现腹胀、口臭等症状；（3）心血管异常，老年抑郁症患者常出现血压升高、心率加快或某些冠心病症状；（4）无名疼痛，部分老年抑郁症患者在出现失眠、便秘、心悸等躯体症状的同时，还会出现诸如头痛、心痛、腰背痛、关节痛等以疼痛为主的症状，而且患者又说不准，患者服止痛药无济于事，但服用抗抑郁药疼痛又会缓解甚至消失。

值得一提的是，上述精神症状和躯体症状可周期性发作，时重时轻，即便在同一天中，轻重也不同，一般来说，上午较重，晚上较轻。

老人抑郁的影响因素

1. 生理因素

人到老年期患躯体病增多，各种身体疾病如高血压病、冠心病、糖尿病及癌症等，都可能继发抑郁症，还有许多患慢性病的老人，由于长期服用某些药物，也易引起抑郁症。

年龄越大对老年人抑郁的产生影响越大,特别是 90 岁以上的高龄老人,更容易产生抑郁。

老年妇女患抑郁症的比例可达 25％,比老年男性高出许多。女性之所以易患抑郁症,原因是其一生中影响激素分泌的"非常时期"较男性多得多,如哺乳期、怀孕期、绝经期等。

抑郁症青睐八类老人
1. 丧偶者
2. 患病者
3. 独居者
4. 内向者
5. 离退休者
6. 文化程度低者
7. 经济苦难者
8. 负性刺激多者

2. 社会支持

社会支持对老年人抑郁症状的影响最为明显。空巢老人退休后,由社会回归家庭,由于职位的失去,地位的降低,社交圈的缩小等负面的影响,常让他们产生不良的心理变化。从社会支持的对象来看,儿女的支持对空巢老人的心理健康水平影响最大。

3. 文化程度

文化程度越高,产生抑郁感的概率越小。这是因为文化程度高的老人有更多的渠道转移自己的孤独感,如写诗、画画、看书读报、下棋等。

4. 经济状况

经济状况差的空巢老人生活条件差,因有病而无钱医治等问题使他们更容易产生抑郁、焦虑等心理问题。

5. 婚姻状况

独居的空巢老人比配偶健在的空巢老人更容易产生抑郁感,因为丧偶的沉重打击会给老年人造成严重的精神创伤。夫妻健在的空巢老人,虽儿女不在身边,但夫妻间生活上的照顾和精神上的支持使得他们比较不容易产生抑郁感。

6.健康行为

空巢老人坚持良好的健康行为有利于降低患抑郁症的可能性。如去公园锻炼身体,不仅可使身体健康,也容易在活动中产生好的情绪,抑郁的可能性也就大大降低。

7.个性特征

一般来说,素来性格比较开朗、直爽、热情的人,患病率较低,而性格过于内向或过于好强的人易患抑郁症。这些老年人在身体出现不适或慢性病久治不愈时会变得心情沉闷,或害怕绝症、恐惧死亡、担心成为家人累赘,从而形成一种强大而持久的精神压力,引起抑郁症。

买房竟引起老人患抑郁

有一位退休女教师与离休的老伴原来住在平房里。子女考虑到父母辛苦了一辈子,就为他们买了一套150多平方米的小高层住房。原以为一番孝心,可以让老人安享晚年了。孰料搬进去不久,还没高兴多长时间,老太太的心情就开始变坏。她说,房子大得走到东是空房子,走到西也是空房子。整天在家里看天花板、空房子,一点人气都没有。尤其是冬天,窗户只要有一点缝隙,就寒风呼啸,刮得人冷飕飕的。白天还可以到外面去走走,可一到晚上,只能蜷缩在一个小房间里看电视打发时光,日子真难熬啊!

房子越住越大,确实是这些老年人患抑郁症的一个诱因。从心理学角度来说,人是喜欢群居、喜欢热闹的,老年人长期空守大房子,会增加、放大寂寞空虚感,不利于其身心健康。房子适当小一点、紧凑一点,会使他们感到人气旺,有自信心。所以,从健康的角度来说,老俩口住的房子 70 平方米左右足够了。当然,子女常回家看看,让老人享受天伦之乐,是预防老年抑郁症的良方。

 ## 老人抑郁怎么办?

上海海淞医院精神卫生中心专家建议,老年抑郁症患者按以下方法自我治疗。

1.抑郁常因惰性而起,行动则是它的克星。因此,老年人需要做一些有益的事情。心理学家认为:"你做得越少,你就越做得更少。"患者应制订出每天的行动计划,从起床到熄灯。

2.以利他主义精神给人以帮助,是治疗精神抑郁的良好方式。你应对自己说:"我能做有利于他人的事,我不是无价值的人。"与人隔绝、离群索居是抑郁症产生的主要原因。和支持您的朋友和家人保持紧密的联系,将自己痛苦的感觉表达出来,分享自己的感受,一定不要闷在心里,这样至少能减轻您一定的心理压力。

3.要安排一些高兴欢乐的事情,把愉快的活动列入日程。如访友聊天,或参加野餐、文娱活动,看电影、听音乐会等。

4.要经常锻炼。医学家认为,步行、慢跑、游泳、骑自行车等会增强患者的自信心,增进安宁幸福意识,松弛精神,提高精力。

5."书法"。要求老人们用印刷体一笔一画地写一定数量的美术字,写好后进行评比,优胜者发一些小奖品。老人们专心致志地写字,有利心绪稳定。

6."绘画"。对抑郁型的老年人来说，绘画是种好疗法，四五个平时沉默寡言的老人围成一组，各自用笔任意作画，半个多小时后，再开展竞赛评比。老年人的抑郁心情被驱散了，自然打开话匣子。

7."旅游"。参加老年旅游团是驱散烦闷的好方法。老年人每出门一次，就结交一批朋友。每次旅游的时间虽然不长，但回味无穷。如果前往大森林或者海边，则效果更好，不但能让精神抑郁的老年人改变精神状态，对高血压、心脏病、肺气肿、哮喘、神经衰弱患者的治疗也有一定的效果。

此外，老年抑郁也可以使用药物治疗，常用的药物有三环及四环类抗抑郁药，如多虑平、丙米嗪、阿米替林等。

林肯用剪报来治抑郁

"现在我成了世界上最可怜的人。如果我个人的感受能平均分配到世界上每个家庭中，那么，这个世上将不再会有一张笑脸，我不知道自己能否好起来，我现在这样真是很无奈。对我来说，或者死去，或者好起来，别无他路。"这名中年男子就是亚伯拉罕·林肯，作为美国第16任总统，林肯也未能幸免于抑郁症的折磨并且这种绝望困扰了他一生。

他常在黑暗的夜晚失眠，对生活无望，对未来绝望，导致白天工作无精打采，严重影响了正常的工作和生活。饱受抑郁症折磨的林肯，在当时还没有心理医生的情况下，凭着坚韧不拔的毅力，毅然向这个顽疾挑战。经过多种方法的探索尝试，他感觉到国人对自己的期望和赞扬对治病很有作用，便把报纸上的这些溢美之词剪下来，放在随身口袋里，在心情沮丧、抑郁的时候便拿出来看一看,以此振奋精神、缓解病情,最终克服了抑郁。

心灵探幽　**您的抑郁有几分?**

指导语:

下面是一个专用于老年人的抑郁自测量表,共有 30 个题目。请您仔细阅读每一个题目,把意思弄明白。然后根据您最近一星期的实际情况,以"是"或"否"来回答。

1. 您对生活基本上满意吗?　　　　　　　　　　　(　　)

2. 您是否已经放弃了许多活动和兴趣?　　　　　　(　　)

3. 您是否觉得生活空虚?　　　　　　　　　　　　(　　)

4. 您是否常感到厌倦?　　　　　　　　　　　　　(　　)

5. 您觉得未来有希望吗?　　　　　　　　　　　　(　　)

6. 您是否因为脑子里有一些想法摆脱不掉而烦恼?　(　　)

7. 您是否大部分时间精力充沛?　　　　　　　　　(　　)

8. 您是否害怕会有不幸的事落到您头上?　　　　　(　　)

9. 您是否大部分时间感到幸福?　　　　　　　　　(　　)

10. 您是否常感到孤立无援?　　　　　　　　　　　(　　)

11. 您是否经常坐立不安、心烦意乱?　　　　　　　(　　)

12. 您是否希望待在家里而不愿意去做些新鲜事?　(　　)

13. 您是否常常担心将来?　　　　　　　　　　　　(　　)

14. 您是否觉得记忆力比以前差?　　　　　　　　　(　　)

15. 您觉得现在生活很惬意吗?　　　　　　　　　　(　　)

16. 您是否常感到心情沉重、郁闷?　　　　　　　　(　　)

17. 您是否觉得像现在这样生活毫无意义?　　　　　(　　)

18.您是否常为过去的事忧愁? （　　）

19.您觉得生活很令人兴奋吗? （　　）

20.您开始一件新的工作困难吗? （　　）

21.您觉得生活充满活力吗? （　　）

22.您是否觉得您的处境毫无希望? （　　）

23.您是否觉得大多数人比您强得多? （　　）

24.您是否常为些小事伤心? （　　）

25.您是否常觉得想哭? （　　）

26.您集中精神困难吗? （　　）

27.您早晨起来很快活吗? （　　）

28.您希望避开聚会吗? （　　）

29.您做决定很容易吗? （　　）

30.您的头脑像往常一样清晰吗? （　　）

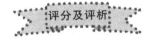

计分标准

第 1,5,7,9,15,19,21,27,29,30 题,回答"是"计 0 分,回答"否"计 1 分。

第 2,3,4,6,8,10,11,12,13,14,16,17,18,20,22,23,24,25,26,28 题回答"是"计 1 分,回答"否"计 0 分。

将 30 道题目的得分加起来,就是您该测验的总得分。

🪷 **得分评析**

0～10 分:正常范围,无抑郁。

11～20 分:轻度抑郁。

21～30 分:中重度抑郁。

就是说,如果您的自评总得分达到 11 分,就说明您有抑郁症状,而且超过越多,您的抑郁状态越严重。这时,您就需要考虑进行心理咨询或者心理治疗了。

第四章 邪恶的坟墓——恐惧

　　刘奶奶听说大女儿出国考察,要坐什么波音747飞机,还要飞越太平洋到美国,便天天给女儿打电话,告诉女儿千万不要坐飞机去美国,还问能不能坐汽车去呀,哪怕是多走几天的路也不要坐飞机。女儿说没有坐汽车去美国的。刘奶奶接着又给女儿的单位打电话,说能不能不让女儿去美国。单位解释说,她的女儿是业务骨干,不去不行。刘奶奶还是不甘心,接着又打电话给大女婿,让大女婿劝说女儿不要坐飞机去美国,大女婿解释说去美国是单位定的,必须坐飞机,汽车不通美国。刘奶奶接着给其他的孩子打电话,让他们帮助自己劝说大女儿不要坐飞机。

认识恐惧

　　《心理学辞典》中把恐惧定义为"人遇到危险或回想、想象危险时所产生的情绪。由于缺乏应付或摆脱可怕情境的力量或能力,往往易造成恐惧"。由此可见,恐惧心理来自于对危险的认识和无法应付与摆脱的无助。在大多数情况下,恐惧是对外界刺激的一种正常心理反应,不足为奇。例如看到令人恐惧的情景,听到恐怖事件,遭受到意外的危险等,都会使人产生恐惧心理,这些都是正常现象。但是,如果在没有相应的外界刺激的情况下而产生的恐惧,就超出了正常人的心理活动范围,属于病态心理了,如案例中的刘奶奶。有这种恐惧心理的老人,他们处处胆小拘谨,总感到忐忑不安。这种现象发展严重时,当事者会自感心神不定,坐立不安,焦躁烦闷,甚至陷入不能自拔的痛苦境地,也会由此而引起血压升高、心跳加快、食欲减退和头痛失眠等。

空巢老人的日常恐惧

空巢老人由于体力下降、精力不足、思维缓慢、反应迟钝,致使逃避灾祸、保护自己的能力远远不如青壮年那样强。因此,一旦遇到某种意外情况(如小偷、火灾等),就会不知所措和恐惧不安,有时甚至一些日常生活当中的小事,也会引起空巢老人的恐惧。有恐惧心理的老人还有种种禁忌,如由于害怕被子女嫌弃,不敢提出完全正当的要求;怕发生车祸,因而以步代车;怕煤气中毒,因而拒用煤气灶;怕身受射线伤害,因而不敢看电视等。在饮食方面:有的不敢吃鸡,因为怕得癌症;有的不敢吃鸡蛋,怕胆固醇增高使血管硬化;有的不敢吃花生,因为怕吃到变质的花生也会诱发癌症;有的害怕鬼怪……

空巢老人可以从以下几个方面缓解或消除日常恐惧心理。

1.增强自信

很多老人的恐惧心理就是由于不能接受自己、对自己不自信。

老人可以通过现实生活实践提高自信。比如,害怕坐车的老人可以在某天独自一人或与他人一起乘车,害怕吃鸡蛋的老人某天大胆地吃下一个鸡蛋,等等。类似成功的体验多了,恐惧心理自然就会缓解或消除。

2.别太在意自己的身体反应

有的老人害怕听自己身边的人去世,只要一听到,马上就紧张,吃不下,睡不着;还有的不敢吃这,不敢吃那。其实,紧张总是伴随一系列的身体不适,根据强化理论,如果紧张时老人太在意自己的身体某些部位的紧张反应,就相当于在强化自己的紧张行为,使其一步一步地加重恐惧症状。当老人不去管自己的紧张反应时,由于紧张得不到注意和强化,紧张反应就会随着时间的推移而逐渐消退。

3.掌握科学知识

人的恐惧大多是缺乏科学知识而胡思乱想造成的。有的学者说:"愚笨和不安定产生恐惧,知识和保障却拒绝恐惧。"有学者进一步指出"知识完全的时候,所有恐惧将统统消失"。所以,老人应该破除迷信思想,相信科学,尊重科学。在清闲的时间里,老人可以多看看书,学习科学文化知识,以科学的头脑取代因无知带来的恐惧心理。事实证明,这种方法的效果非常好。

4.系统脱敏法

第一步,建立自己的恐惧等级。老人可以将引发自己恐惧的事件或刺激物按照恐惧等级层次从小到大排列出来。

第二步,放松训练。老人可以选择一处安静适宜、光线柔和、气温适度的环境,然后让自己坐在舒适的座椅上,并播放柔和、轻松的音乐,让自己随着音乐的起伏依次从手臂、头面部、颈部、肩部、背部、胸部、腹部以及下肢部等进行肌肉放松训练。

第三步,想象脱敏训练。当自己放松后,老人可以想象最低等级的恐惧刺激物或事件,若感到紧张或害怕时就停止想象并全身放松,直到自己对该等级的场景不感到恐惧,才进入下一个稍高的等级。通过对不同层次恐惧场景的反复想象与放松,老人的恐惧感就会逐渐减弱,直至消除。

疾病恐惧

人到老年,适当关注自身的健康状况是应该的,而关心程度过重就导致了恐惧的产生,被"疾病恐惧症"偷袭就惨了。患者有的是自己以前患过疾病,一旦出现不适就怀疑旧病复发;另有一些人看到身边的朋友生病,自己也出现创伤性疾病,进而忧心忡忡地无法正常生活或工作。

年近古稀的孙女士,在长达六年的时间里,一直受胃腹部隐痛的折磨,终于有一天她下决心到医院看看。孙女士在老伴和儿媳的陪同下来到了当地一家大医院,医院首先给她做了胃镜,发现胃没有什么大问题,于是让她再做肠镜。做过肠镜的朋友都知道,肠镜是比较痛苦的一种检查,需要洗肠,不巧的是,洗肠的过程中孙女士昏过去了。经过医院一天一夜的抢救,孙女士终于醒了过来。

见此情景,孙女士的家人决定让她出院回家。在家里休养了一段时间之后,孙女士再次决定让儿子带她到省城的大医院看看。他们带着大包小包千里迢迢地赶到省城准备住院打持久战,没想到省城的医生并未要求她做胃镜和肠镜，只是让她躺在检查台上按压一下胃腹，然后告诉她没什么大问题。给她一点药，就让她回家了。

尽管这一结果让孙女士和她的家人非常意外，但无论如何，省城的医生说没问题是一个天大的好消息。而且确实如此，吃了省城医生开的药，孙女士的隐痛消失了。

孙女士的这种疾病恐惧心理在老年人群中比较普遍，而看病难看病贵使空巢老人更容易产生疾病恐惧。只是有的轻微，有的严重罢了。有疾病恐惧的老人一般性格内向、敏感，喜欢钻牛角尖，不太喜欢与人交往，人际关系淡漠，与人缺乏真正的沟通，甚至连老伴也不会掏心窝地说上几句话。他们没有什么业余爱好，总是花时间在自己所谓的"病"上。他们知道害怕对健康不利，但却苦于无法解脱、不能自拔。

人们常说，"最大的敌人就是自己"，"其实谁也无法把你打倒，能打倒你的只有你自己"。疾病恐惧是一种不良心理疾病，空巢老人可以通过以下途径克服疾病恐惧心理：第一，转移注意力，建议空巢老人多参加社交活动，多与别人说说话、聊聊天，尽量不要独处，也可以花时间去做某些力所能及且有意义的事；第二，多听医学人士的专业讲解，对"病情"进行的科学解释，说明其所讲的相应部位无器质性病变，鼓励病人与自己的心理疾病做斗争。

维克多·雨果是法国19世纪的文学大师，他一生勤奋创作，留下了22部诗集、12部戏剧、24部长篇小说、若干散文和文论等珍贵作品。然而谁能想到，这位文学大师在40岁时就罹患了心脏病,且因反对拿破仑三世的政变而被放逐达 19 年之久。当时雨果"面色铁青,喉咙发出沉重的喘息"。人们惋惜"这颗巨星就要陨落了"。但是雨果并未畏惧和退缩,坚信自己一定能战胜病魔。他在医生的指导下,又积极进行做操、跑步、游泳等体育锻炼。顽强的意志和信念使雨果逐步恢复了健康,并能重新挥笔写作。雨果 60 岁时创作了《悲惨世界》,70 岁时著成长篇小说《九三年》,80 岁时写出了戏剧《笃尔克玛》……

当代心理免疫学的研究表明,人在罹患疾病之时需要"心理抗争"。像雨果那样对战胜疾病具有坚强信心的人,能有效地调动机体内部的免疫力量,进而可促进早日康复。这在现代医学心理学上称之为"心理免疫"。

📖 高科技恐惧

许多老年人虽已迈入 21 世纪,却远离这个信息社会中到处存在的现代生活科技产品——用电卡不敢插、电脑不敢关、微波炉不敢用、IP 卡不会使、DVD 不会开、数字音响不会关、不愿用银行卡和自动取款机等,以至于许多老年人发展为抵触这些科技产品。心理学家把老年人对新科技排斥和恐惧的心态,称为"高科技

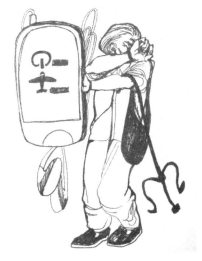

恐惧症"。有高科技恐惧的老年人常常感到莫名的紧张不安,并引发诸如呼吸困难、心跳加快、出汗、尿急、头晕等躯体不适症状。

李先生对父母非常孝顺,大学毕业后在外地有一个收入颇丰的工作。他时刻惦念着家乡的双亲,专门为他们办理了一张银行信用卡,每个月定期将钱打入卡上,意欲让二老取用方便。不久前,李先生接到家书,得知老母身体不佳,常有心慌、气短、出汗、失眠,便请假返乡,带着母亲去医院检查。结果老母亲各项指标正常。幸好经治医生很有经验,在一番详细的询问了解后,做出了"高科技恐惧症"的诊断。

原来,老母亲的病竟是"信用卡"惹的祸。两位老人将儿子给的信用卡藏在箱子最底层,还从未使用过。一是常记不住密码,并为此懊恼不已;二是害怕卡插进取款机后,取不出钱来,卡也拿不出来,那可怎么办? 因此,信用卡不但没有给他们带来方便,反倒成了他们的"负担"。他们既不敢取钱,又害怕信用卡放在家中不安全,成天提心吊胆,深恐发生不测。

老年人不会使用 ATM 机取款,还有相当一部分老年人不会收发手机短信。面对现代高科技,老年人成了"恋旧一族"。的确,高科技给人们的生活带来了巨大的冲击,也给部分人尤其是老年人带来了很多麻烦,平添了他们不小的心理压力。面对高科技产品,他们不会用,不敢用,舍不得用;不断出新的服务工具和手段,使得他们目不暇接,茫然失措,心烦意乱。有时他们为自己"跟不上发展形势"而着急、苦恼,有时又为"这些值钱东西"的安全而操心、忧虑。

高科技恐惧产生的原因

1. 高科技产品本身的原因

高科技产品多符合孩子、青年人需求，忽略了老年人的需求，一些产品设计太花哨、操作太复杂，许多功能对老年人没有用，还有很多的按键和说明书使用英文，尤其是一些 IT 类新科技产品，如电脑、数码相机、数码视听产品、手机等很少有完全针对老年人研制的，使老年人望"高"兴叹。

"面对高科技产品，我总是莫名其妙的恐慌。"67 岁的退休干部老王说。说起恐慌的原因，不得不提到老王家新买的液晶电视。去年春节前，儿子买了 50 英寸液晶电视作为新年礼物送给他，换下看了多年的老电视。可问题接踵而至——不知如何开关电视，遥控器上的按钮太多不会用，屏幕上不知为啥跳出对话框。老王说："有一次，不知摁了什么按钮，电视突然就关了，怎么都打不开，叫厂家来维修，结果说是操作不当。"

这次经历之后，老王决定还是用以前的 17 英寸老电视机，新的液晶电视在客厅里成了摆设。

遇到类似难题的老年人不止老王一个，半数以上老年人自从家里换装数字电视后，看电视都成了难事。老人们说，虽然数字电视有很多新功能，但这些功能他们从未用过。有人至今还不会用遥控器，一个人在家时怕选错频道，只好看一个频道不换台。

2.家庭原因

家人尤其是子女没有充分的耐心和热情来鼓励帮助老人学习和掌握高科技产品,常常不耐烦,无意间伤害了老人的自尊心,使得老年人放弃尝试,进而对高科技产品产生恐惧害怕心理。

冯大妈今年 65 岁,儿子送她一台全自动洗衣机。冯大妈学了好一阵才弄明白控制面板上的那几排按钮。第一次使用,几件衣服洗了近 2 个小时,洗衣机却还没有停下来;第二次使用时因为水位设置过低,洗衣机不能运转。电话那头的儿子在一次次指导之后,总是无意地说一句"妈,您真笨!",冯大妈逐渐对"全自动"产生了抵触心理。在儿子面前,她夸全自动好使,背地里却一直偷偷使用原来的旧洗衣机……

3.老年人自身因素

第一,老年人离开工作岗位后,学习的机会减少了,知识很难得到更新;第二,老年人自身的记忆力、听力、视力日趋下降,思维开始迟钝,接受新知识的能力下降,动手能力差,掌握新事物确实成了一件难事,难以适应高科技浪潮所带来的深刻性变化;第三,老年人学习新事物的热情、兴趣在逐步减低;第四,部分老年人的文化程度较低,受教育不多,严重限制了他们的理解和掌握能力;第五,部分老年人爱惜物品心态较重,舍不得用。

空巢老人高科技恐惧的防治

首先,老年人应该加强对科技知识了解,提高科学技术和知识素质,增强对新技术、新成果、新工具的接受能力和理解能力。

其次,学习方法上,讲究循序渐进,耐心细致地学,会一个,巩固一个,掌握一个。

最后,放下心理包袱,充满自信。"活到老,学到老",做到"老有所学",掌握高科技产品,适应高科技时代,充分享受高科技带来的便利,幸福地生活。

死亡恐惧

人生是一次旅行,起点是出生,终点是死亡,出生和死亡之间就是人生。尽管人生的旅途有长有短,但每个人毫无例外地都要经历从生到死的过程,死亡是每个人必然要面对的事件和终点。

生命的最后时刻

老年人在弥留之际心里到底想的是什么?临终病人的心理有什么特点?有研究者提出,临终病人的心理变化一般经历以下五个阶段。

1.否认期

当人们从医生那里得知自己快要死亡的消息时,往往犹如晴天霹雳,一时之间头脑空白、全身麻木。清醒之后的第一个反应是:"不可能是我,他们一定是搞错了!"接着,四处求医,希望是个误诊而能逃过一劫,怎么能接受自己已濒临死亡的消息?人们极力否认,同时也变得沉默寡言,封闭自己,拒绝谈论自己的病情。

2.愤怒期

当临终者认识到自己的疾病的确无可救药、快要死亡是不可改变的事实时，便非常痛苦而愤怒。"为什么偏偏选中我？""为什么我现在必须死？"为此，他们烦躁不安、非常生气，常常无故地发脾气甚至摔东西、打人。对医生和护士开始吹毛求疵，探访的亲友则成了他们发泄愤怒的对象。

3. 讨价还价期

愤怒之后，临终者开始控制自己的愤怒，他们变得安静，接受自己的疾病，开始面对死亡。但是，内心仍然对生命抱有最后的一线希望，他们认为只要坚持治疗，就能恢复健康。这个时期他们和医生、护士特别合作，非常希望能让自己多活一段时间。

4. 沮丧期

最后的希望消失了，临终者面临即将离开人世间的事实，难免抑郁沮丧、唉声叹气、悲痛哭泣，与周围人的交流明显减少，整天坐着或躺着，暗自伤心。

5. 接受期

经历了前面这些痛苦的阶段之后，最后能够理解并接受自己生命即将结束，"好了，既来之，则安之，这就是我大限已到的时候了"。接下来，开始思考"我还有什么事情没有交代？""我还有什么话要对谁说？"，然后，开始对亲戚朋友留下最后的嘱托。随后，他们的心情转为安宁，静静地躺在床上，准备安静地走完最后的人生旅程。

死亡态度

鲁迅作品中曾有这样的描述：一家显贵生了一个儿子，皆大欢喜。在给孩子做满月酒的时候，来了许多的亲朋好友，有人说就凭这孩子一脸富贵相,将来一定能够当官,家人道谢。有人说这孩子将来一定会发财,家人道谢。有人说他将来一定会长寿,家人道谢。有一人说这孩子将来一定会死的,结果被痛殴,驱逐出门。其实前面的人说的也许是奉承话,后面的那个人倒说了句真话,因为人将来总有一死。可是,有谁愿听这样的丧气话呢?这实际上反映了人们对待死亡的态度。

死亡态度指人们对死亡的看法及与之相一致的行为倾向。死亡态度主要包括死亡接受、死亡逃避和死亡恐惧三种。死亡接受指的是为人生的最后结束做好心理准备,坦然接受,愿意面对自己必死的结局,对此认知有正面情绪反应。死亡逃避指的是人们回避死亡本身或象征死亡的事物,尽可能地回避与死亡相关的、可引发死亡恐惧的象征物,如死人、曾发生死亡的场所、医院、殡仪馆等,尽量不去想到死亡或讨论死亡,对"死亡"字眼感到不自在或忌讳。死亡恐惧是对死亡超乎常理的强烈恐惧,是个人在思考濒死的过程或死后之事时出现的惧怕或忧虑。可见,死亡逃避实质上是死亡恐惧的一种表现。

老年人恐惧死亡的原因

老年人已进入人生的最后旅程,成为与死亡最接近的特殊群体,对于死亡,老年人能否做到坦然?他们对待死亡的态度是什么?曾经有人对一些晚期的癌症患者做过调查,结果显示:75％的被调查者对死亡感到害怕、恐惧或悲伤。的确,现实生活中,"死"或者与"死"相关的各种字眼,似乎成了最害怕的事情,唯恐避之不及,而且年龄越大越害怕死亡。那么,老年人为什么恐惧死亡呢?

1."虚度"人生心理

有些老人一辈子匆匆忙忙,很少闲着,他们"没有时间"停下来思考自己的人生,因此他们不知道自己为何而活,不知道自己真正需要的是什么;有些人一辈子浑浑噩噩、无所事事,他们早已习惯这种生活而"懒得"去思考自己的人生,因此他们同样不清楚自己为何而活,不清楚自己真正需要的是什么。当这两种人进入老年,发现生命即将进入终点站时,他们产生了从未有过的恐慌感,因为他们几乎虚度了整个人生。

2."未完成"人生心理

有些老人的人生目标相当明确,他们也为之而努力奋斗,可是当步入人生的最后旅程时,他们惧怕死亡,因为他们有太多尚未完成的事,这种对死亡的惧怕源于对人生"未完成"的遗憾。某教授被误诊为癌症中期,在预感死亡之神即将来临之时,他坦言:"给我十年,我就可以完成我想要写的书。"这正是面对死亡时因人生"未完成"而感到遗憾的体现。

3.对亲戚朋友的不舍

死亡意味着和伴侣、子女的诀别,因彼此恋恋不舍,自然会害怕死亡将他们分隔。有些老人放不下现在拥有的一切,比如儿孙,或者是多病、苦难的亲朋等。

4.情感转移

人是有想象力的动物,当人们从电影、电视剧、新闻报道等节目中看到那些濒死者因挣扎、痛苦而发出呻吟、哀号……往往会想到"自己死的时候会不会也是那样子?"这类对痛苦的害怕,就会转移到恐惧死亡本身。

5.社会意识形态

从古至今,死亡在中国一直都是个禁忌的话题,尤其是在老年人面前探讨此话题更是忌讳。现在社会对死亡的回避体现在多个方面:比如,越来越多的人将濒死或死亡的处理过程交给医学及葬礼机构,由他们来负责整个死亡的处理过程。亲人仅在被允许的阶段中参与,他们扮演着边缘性角色。在与死亡相关的语言使用上,人们往往借用"安息""走了""去了""没了"等委婉说法代替"死"或"死亡"这样的字眼。可以看出,现代社会已经构建出一种隐性的死亡禁忌体系。因此,老年人无从了解死亡,也就无法正确认识死亡、看待死亡。死亡对他们来说,已成为一种看似痛苦并且神秘的象征,由此而产生的对死亡的恐惧也就见怪不怪了。

6.老年人死亡率较高和"孤独死"的出现

人到老年,死亡的概率开始上升。每当同学聚会、去公司参加庆典、与周围同伴聊天时,老人发现自己当年的同学、同事、老朋友相继过世,难免不胜唏嘘,加剧了死亡恐惧心理。因此,老年人的死亡恐惧一般比年轻人要高。

"孤独死"一般指独自生活的人在没有任何照顾的情况下,在自己居住的地方因突发疾病等原因而死亡的事件,特别是指发病后不呼救而死亡的情况。"孤独死"的出现极大地加剧了空巢老人的死亡恐惧。如黄大爷含泪说:"老伴早年患病去世,一儿一女都在外地工作。我自己每天除了吃饭和睡觉外,剩下的时间就是独自坐在沙发上,边看电视边打盹。万一哪天我死了,可能都没人知道。这两年我睡觉都不敢关房门,我交代邻居,没事时从客厅窗户看看我。"

在日本，"孤独死"已经成为社会的普遍现象。由于家庭和社会等多方面对老人疏于照顾，如今空巢老人"孤独死"这类极端事件在我国也时有发生。

2007年，杭州江干区的一位老人在家中喝酒后死亡，去世5天后才被发现，当时老伴和子女都不在身边。

老人姓方，65岁，生前是杭州某大型机械厂的驾驶员，还挺壮实的。一星期前，他与老伴因小事拌了几句嘴，老伴生了几天闷气，恰好娘家人有事请她过去玩，她考虑到丈夫身体还结实，照顾自己应该没问题，就回绍兴娘家了。平时很少回娘家的她，这一住就是7天。

一星期后，她兴冲冲地回家了，推开门一看，一下子惊呆了：老头子横躺在地板上，肚子圆鼓鼓的，全身多处皮肤已发黑，一股臭气扑面而来。而客厅的桌子上还摆着一瓶喝了一半的老酒，以及一些下酒菜。

方老头的儿子、儿媳开了家公司，平时工作忙，再加上住得也挺远，平时也就是电话联系。出事的这个星期，儿子、儿媳打了好几次电话，但都无人接听，一开始没在意，都以为他和朋友喝酒去了，根本没往坏处想。而老伴回娘家后也从未打过电话，她十分后悔，儿子也后悔不已……

征服死亡恐惧

1.正确认识死亡

老年人应当认识到人的生命是有限的，生命的尽头便是死亡，死亡是生命程序的终极部分。在人类历史上,人们为了追求长生不老而孜孜不倦,进行了各种各样的探索和研究,但最终都以失败而告终。在科学和医学不断发展的今天,人们最多也只能"长寿",而不能"长生"。所以,老年人对待死亡不必大惊小怪,也不必害怕恐惧。因为,恐惧害怕不但不会改变人必然会死亡的事实,还会对死前的生活造成不良影响。老年人可以这么想:人生中存在着诸多的不公平,但死亡却是最后的公平,毛泽东、邓小平这样的伟人都要死去,何况一般人呢?既然大家都要死的,我为什么要害怕呢?

2.充实晚年生活,提高人生相对价值

《论语》中,孔子对季路关于"死"的问题是这样简短地回答的:未知生,焉知死?相信孔夫子此话并非意在敷衍,也不是对此问题不够重视不愿多加思考,而是在鼓励、引导学生去认真地思考现实的、真正的、活生生的人生。在孔子看来,只有对现实的人生有了领悟和渗透,在现实的人生中把握真实的目标,才能最终正确对待生死问题。

对于空巢老人来说,抓住现在便是对生命的珍视,只要自己的身体允许,就应做些力所能及的事。"既然死亡是将来的必然,我还想什么?怕什么?不如过好现在的每一天,过好一天就是我一天的收获,想做点什么就做点什么吧。一切可以继续。"老年人可以尽力去做自己尚未完成的事,弥补过去的遗憾。有这样一位老人,他在72岁时忙于获取心理学博士学位,他说自己还有很多能做的项目,所以没有时间死。还有一位老人,已80岁的高龄仍攻读绘画博士学位,她学得很起劲,真是忙得没有时间去考虑死的问题。这样的老人无惧死亡,因为他们的生活是充实的、愉快的、有意义的,甚至是忘我的,他们无愧于社会所给予的一切。罗素说:"一个人的一生应该像一条河,起初很小,被两岸所紧紧夹住,一旦冲过岩石,跃上瀑布,河逐渐变宽了,两岸后退了,河水静静地流淌,最后不知不觉地融入大海,毫无痛苦地失去了其自身的存在。"

3.坦然面对生离死别

死亡虽然会把我们和至亲分开,会让亲戚朋友悲伤,但是,空巢老人应该明白:对于我们来说,越是能够做到安详和坦然面对死亡,越能减少他们的担心,减轻他们的痛苦。

4.勿忧身后事

空巢老人还应该有这样一种认识:人死亡之后,感知觉自然就会终止,疾病所带来的痛苦也不再会延续,更不存在所谓的"死亡世界",不必为了解"死后是什么样的"而恐惧。

老年人恐惧死亡的心理是可以理解的。作为家属,尤其是子女,应该多抽时间陪陪他们,减少他们的孤独感,进而减轻恐惧死亡的心理。如果这种心理比较严重,影响到正常生活,最好请求心理医生的帮助。

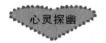

您时常会出现恐惧情绪吗?

指导语:

通常我们碰到一些可怕的事情,都会产生恐惧。恐惧是人的七情六欲中的一种,属于正常的情绪状态。但是,如果您在生活中常常对他人不认为超常的事情或情况产生恐惧,那么您的心理就可能有一些问题了。

这是一份适用于老年人的恐惧情绪自测量表,共有 10 个题目。请仔细阅读每一个题目,根据您自身的实际情况,选择适合您的答案。

测试的目的是为了帮助您发现自己的不足或潜在的心理障碍,防患于未然。因此不要考虑您是否会因为拥有其中的一种恐惧而遭到人们的责备,只需问,您是否有这类恐惧?

1. 60 岁以后,您对死亡感到恐惧吗? （   ）

A. 感到恐惧。

B. 偶尔。

C. 我不感到害怕。

2. 您时常有无能为力的感觉吗? （   ）

A. 有时有,当遇到困难较大时,我觉得自己无能为力。

B. 每逢遇到麻烦时,我都深深觉得自己无能为力。

C. 在处理问题时,我几乎从不感到无能为力。

3. 您担心退休后,您的生活会产生经济上的困难吗? （   ）

A. 从未担心过。

B. 偶尔担心。

C. 我常常害怕我家的经济来源中断。

4. 您常常关心其他人对您的印象吗? （   ）

A. 偶尔这样。

B. 我经常关心别人对我的印象。

C. 别人对我有何看法,我丝毫不在意。

5. 您对具有威慑力的人物: （   ）

A. 总是感到害怕与苦恼。

B. 不怕任何人。

C. 避免和这种人打交道。

6. 您对无害的动物（猫、狗）： （　　）

A. 感到恐惧。

B. 它们令我感到有点不安。

C. 这些小动物从未令我害怕。

7. 您担心有一天会失去自己的老伴吗？ （　　）

A. 是的，我时时担心。

B. 有时候我会担心。

C. 我对他/她的身体状况和我们的感情充满信心。

8. 您对自己的身体抱什么看法？ （　　）

A. 我总觉得自己会患重病。

B. 偶尔我发现身体有问题，因而为自己担心。

C. 我从不担心自己的健康。

9. 您做决定时的态度是： （　　）

A. 从不担心出错。

B. 有时感到一丝不安。

C. 做任何决定，都令我内心十分痛苦。

10. 您有责任感吗？ （　　）

A. 我做任何事情都不想承担责任。

B. 如果需要我负责任，我一定负起责任。

C. 我理应主动地负起责任。

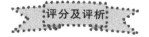

 计分标准

题号	A	B	C	题号	A	B	C
1	1	2	3	6	1	2	3
2	2	1	3	7	1	2	3
3	3	2	1	8	1	2	3
4	2	1	3	9	3	2	1
5	1	3	2	10	1	2	3

您的总分：

 得分评析

25～30分：无所畏惧型。

您的心理很健康，自信、豁达、乐观，无论对生活、工作，还是友谊，您都满怀信心，一往无前，无所畏惧。相信您一定是个长寿的人，生活也会十分幸福美满。

15～24分：偶尔也会有恐惧感。

您虽然不那么严重，但已有某些恐惧的症状。为了防患于未然，请您求助于他人或进行自我治疗，调整心理，尽快消除恐惧感。

10～14分：严重的恐惧症。

您可能做过一些自己不满意或不合常理的事情，由此产生一定程度的自卑感，从此做事总怕失败。

常见的恐惧症有恐高症、恐水症、恐兽症、恐旷症、幽闭症等。

它们都表现为对某一样东西产生强烈的、病态的害怕。您不要为自己有某种恐惧而担心,大多数人都会承认有过病态恐惧,只是程度轻重不同而已。恐惧症自我治疗的重要方法是:先分析一下产生某种恐惧的主要原因,如果是因某事引起您的恐惧,您就将当时的事件回想一遍,要从头到尾仔细回想,然后再回想一遍,接着,第三遍,第四遍……由于您不断置身于恐惧环境中,就逐渐会对这种环境不再感到恐惧了。如果此法不灵,您可以再去请教心理学专家。

第五章　健康快乐的杀手——焦虑

　　李姨最近"心脏病"闹得很凶。她一犯起病来，觉得自己就快要死了，先是紧张不安，然后是心脏狂跳不止，胸部憋闷疼痛，头晕无力，全身颤抖，最后大汗淋漓。家人开始十分紧张，以为是心肌梗死，急忙打120急救电话，将她迅速送到医院，但是经过检查并没有冠脉狭窄和心肌缺血的症状，在给予了镇静药物和输液治疗之后，李姨慢慢恢复了平静。

　　经过几次这样的折腾之后，家里人也不再把李姨的病当成严重的事情，因为每次即使不送医院，她也能逐渐自我缓解。可是李姨自己却并不轻松，她因为害怕一个人出门时会在街上发作，所以轻易不再外出，外出也必须拉上什么人一起走。

　　经诊断，李姨患上了老年焦虑症，医生说这是一种老年人的情绪障碍。

认识焦虑症

　　心理学百科全书上说，焦虑是指"个体在担忧自己不能达到目标或不能克服障碍而感到自我价值受到持续威胁下的一种紧张不安、带有惧怕色彩的情绪状态"。正常人在面对困难或有危险的任务，预感将要发生不利的情况或危险时，可产生焦虑（一种没有明确原因的、令人不愉快的紧张状态），这种焦虑通常并不构成疾病，是一种正常的心理状态。焦虑并不是坏事，焦虑往往能够促使你鼓起力量，去应付即将发生的危机（或者说焦虑是一种积极应激的本能）。只有当焦虑的程度及持续时间超过一定的范围时才构成焦虑症。

焦虑症又称焦虑性神经官能症。焦虑症是以焦虑为中心症状，它是以持续性紧张、担心、恐惧或发作性惊恐为特征的情绪障碍，伴有自主神经系统症状和运动不安等行为特征。患者在心理、社会调节上存在不良的问题，妨碍人应付、处理面前的危机，妨碍正常生活。

焦虑症是老年人群中发病率较高的心理障碍。

节后分离焦虑症

刚过完年，张大爷的儿女们就离开家去外地工作。儿女一走，面对冷冷清清的家，张大爷白天无精打采，晚上睡不着觉，整日唉声叹气。老伴见他精神状态一天比一天差，于是带他去医院看心理医生。经诊断，张大爷患了"节后分离焦虑症"。

对于老年人来说，生活在现代社会中，已经不需要太多的物质享受，最大的需求就是情感需求，希望自己的儿女能够陪在身边，得到更多的关爱和照顾。节日期间，亲朋好友从四面八方齐聚一堂，这让老人感到一种久违的温馨，心里一直处于兴奋状态。可节后随着大家的离开,原本热闹、愉快的氛围陡然消失,这会在老人心里形成巨大的反差,容易产生失落感,甚至出现焦虑、失眠等分离焦虑症状。如果长期处于这样的焦虑状态,还会引起胃肠功能紊乱、心脑血管意外等。

焦虑症的主要表现

急性焦虑症主要表现为急性惊恐发作。患者常突然感到内心焦灼、紧张、惊恐、激动或有一种不舒适的感觉,由此而产生牵连观念、妄想和幻觉,有时有轻度意识迷惘。急性焦虑症发作一般可以持续几分钟或几小时。病程一般不长,一段时间后会逐渐趋于缓解。

慢性焦虑症一般表现为平时比较敏感、易激怒,生活中稍有不如意的事就心烦意乱,注意力不集中,有时会生闷气、发脾气等,不愿出门,对外界事物失去兴趣。其焦虑情绪可以持续较长时间,其焦虑程度也时有波动。

一般来说,老年焦虑患者还存在"述情障碍",即对自身情感体验的表述困难,常不会说"我很紧张,很担心",而是说"我身体很难受""睡不好,吃不下""大小便不好"等。

老年焦虑症产生的原因

1. 生理因素

老年人多体力衰弱,行动不便,视力减退、听力下降、味觉嗅觉钝化、记忆减退等一系列躯体上的变化都带来很多不便,容易引起焦虑。

老年人常伴有各种慢性疾病,如高血压、冠心病、糖尿病等,合并服用多种药物。慢性疾病与长期用药也会影响焦虑症的发生。

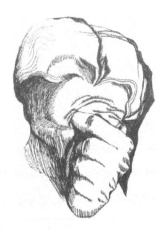

2.性格特征

自卑、自信心不足、胆小怕事、谨小慎微、对轻微挫折或身体不适容易紧张、焦虑或情绪波动。急性焦虑的发生往往同快节奏、高压力的生活方式相关,患者往往具有自己催赶自己的 A 型人格倾向。

3.精神刺激因素

老年焦虑症存在比较客观的诱发因素,如身体日渐衰老虚弱、社会地位的转变、现实生活的困难、疾病的多发、死亡的临近等。

焦虑症的防治

1.培养良好心态

古人云:"事能知足心常惬。"老年人对自己的一生所走过的道路要有满足感,对退休后的生活要有适应感。不要老是追悔过去,埋怨自己当初这也不该,那也不该。理智的老年人不注意过去留下的脚印,而注重开拓现实的道路。"笑

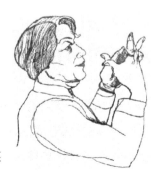

一笑十年少,愁一愁白了头""君子坦荡荡,小人长戚戚",要心宽,凡事想得开。

2.转移注意力

患有焦虑症的老人总是胡思乱想,坐立不安,百思不得其解,非常痛苦。此时,老人可以调动自己的主观能动性,转移注意力,及时消除焦虑。如在胡思乱想时,老人可以打开电视机看看自己喜欢的节目,或者找一本感兴趣的、能吸引您的书读读,或出去进行健身锻炼等,以此来忘记痛苦的事情。这样既可以阻止胡思乱想,也可以防治因此而出现的其他病症,同时也可增强您的适应能力。事实证明,当您的注意力转移到您感兴趣的新事物上时,心理上就会产生一种新的愉悦体验,这种愉悦新体验有可能缓解或清除您的焦虑情绪。

3.矫正歪曲认知

老人焦虑的产生很多来自于老人自己不能正确评价来自现实环境的"威胁"。需要重新正确认知,改变过去不符合实际、错误的的看法。要认识到,虽然任何不幸事件的降临都会有一定概率,但为此终日忧心忡忡则大可不必,否则无法正常生活。

4.自我放松

当感到焦虑不安时,老人可以运用自我放松的方法来进行调节。英国一位心理学家曾设计一套将心理与身体练习相结合的独特方法,成功地治愈了许多焦虑症患者。其方法是:

(1)准备:练习者坐在椅子上,脚掌着地,两臂自然下垂,闭上双眼,然后腹式呼吸三次。吸气时注意体会各部位紧张感,呼气时注意放松、放松、再放松。

（2）背部放松：身体移至椅边,闭眼,注意背部的感觉。吸气后仰,伸展脊背至不舒服止。再呼气、拱背,向前蜷缩双肩,然后下垂双肩,肩胛骨靠拢,并肩。轻轻地呼气,垂肩。反复做3遍。

（3）头部放松：呼气,下巴垂至胸前。吸气,头由重力自然支配右旋转,转到后背时开始呼气,向左经后背绕至胸前。先做3次右绕头运动,再做3次左绕头运动。注意右旋转时左侧脖颈舒展,向后转时,喉部肌肉舒展。

（4）面部放松：先吸气,面部各部分肌肉向内收缩,将紧张压力集中在鼻尖上。然后吸气,口尽量张大,眉毛上挑,脸拉长,如同打哈欠状。

这套心身训练,随时随地都可以做,用两三分钟即可。

5.饮食调理

人在焦虑不安或苦闷忧伤时,吃些甜食可促使大脑分泌一种化学物质,这种物质能帮助人们平静下来,并使人减轻对痛苦的敏感度。含淀粉的食物均有此功效,当人右脑中的5－羟色胺含量增加时,人就会感到轻松愉快。含有5－羟色胺较多的食物有大豆、菠菜、牛奶、花生、橙子、芝麻、葡萄、栗子、鸡肉、虾米和禽蛋等。

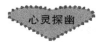

您有焦虑吗？

指导语：

下面是一个适用于老年朋友的焦虑自测量表,共有20个自测题目。请仔细阅读每一条,把意思弄明白。然后根据您最近一周的实际感觉,选择一个适合您的答案,并在"（　　）"内画"√"。

注意:A表示没有或很少时间,B表示小部分时间,C表示相当多时间,D表示绝大部分或全部时间。

1. 我觉得比平常容易紧张和着急。

A. 很少有 B. 有时有

C. 大部分时间有 D. 绝大部分时间有

2. 我无缘无故地感到害怕。

A. 很少有 B. 有时有

C. 大部分时间有 D. 绝大部分时间有

3. 我容易心里烦乱或觉得惊恐。

A. 很少有 B. 有时有

C. 大部分时间有 D. 绝大部分时间有

4. 我觉得我可能将要发疯。

A. 很少有 B. 有时有

C. 大部分时间有 D. 绝大部分时间有

* 5. 我觉得一切都很好,也不会发生什么不幸。

A. 很少有 B. 有时有

C. 大部分时间有 D. 绝大部分时间有

6. 我手脚发抖打战。

A. 很少有 B. 有时有

C. 大部分时间有 D. 绝大部分时间有

7. 我因为头痛、颈痛和背痛而苦恼。

A. 很少有 B. 有时有

C. 大部分时间有 D. 绝大部分时间有

8. 我感觉容易衰弱和疲乏。

A. 很少有 B. 有时有

C. 大部分时间有　　　　　　　D. 绝大部分时间有

*9. 我觉得心平气和,且容易安静坐着。

A. 很少有　　　　　　　B. 有时有

C. 大部分时间有　　　　　　　D. 绝大部分时间有

10. 我觉得心跳很快。

A. 很少有　　　　　　　B. 有时有

C. 大部分时间有　　　　　　　D. 绝大部分时间有

11. 我因为一阵阵头晕而苦恼。

A. 很少有　　　　　　　B. 有时有

C. 大部分时间有　　　　　　　D. 绝大部分时间有

12. 我有时晕倒,或觉得要晕倒似的。

A. 很少有　　　　　　　B. 有时有

C. 大部分时间有　　　　　　　D. 绝大部分时间有

*13. 我呼气吸气都感到很容易。

A. 很少有　　　　　　　B. 有时有

C. 大部分时间有　　　　　　　D. 绝大部分时间有

14. 我手脚麻木和刺痛。

A. 很少有　　　　　　　B. 有时有

C. 大部分时间有　　　　　　　D. 绝大部分时间有

15. 我因为胃痛和消化不良而苦恼。

A. 很少有　　　　　　　B. 有时有

C. 大部分时间有　　　　　　　D. 绝大部分时间有

16. 我常常要小便。

A. 很少有　　　　　　　B. 有时有

C. 大部分时间有　　　　　　　D. 绝大部分时间有

＊17. 我的手常常是干燥温暖的。

A. 很少有   B. 有时有

C. 大部分时间有   D. 绝大部分时间有

18. 我脸红发热。

A. 很少有   B. 有时有

C. 大部分时间有   D. 绝大部分时间有

＊19. 我容易入睡且一夜睡得很好。

A. 很少有   B. 有时有

C. 大部分时间有   D. 绝大部分时间有

20. 我做噩梦。

A. 很少有   B. 有时有

C. 大部分时间有   D. 绝大部分时间有

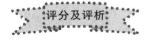

 计分标准

焦虑症状按出现频率分为 ABCD 四个等级,其中正向评分题依次评分为 1、2、3、4 分,反向评分题(带 ＊ 号者),评分则为 4、3、2、1 分。评定结束后,将 20 个题目的各题得分相加,即得总粗分。然后按照下面的粗分标准换算为标准总分。

粗分标准分换算表

粗分	标准分	粗分	标准分	粗分	标准分	粗分	标准分
20	25	36	45	51	64	66	83
21	26	37	46	52	65	67	84
22	28	38	48	53	66	68	85
23	29	39	49	54	68	69	86
24	30	40	50	55	69	70	88
25	31	41	51	56	70	71	89
26	33	42	53	57	71	72	90
27	34	43	54	58	73	73	91
28	35	44	55	59	74	74	92
29	36	45	56	60	75	75	94
30	38	46	58	61	76	76	95
31	39	47	59	62	78	77	96
32	40	48	60	63	79	78	98
33	41	49	61	64	80	79	99
34	43	50	63	65	81	80	100
35	44						

您的总粗分 _____

您的标准分 _____

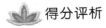 **得分评析**

标准分在 50 分以下：没有焦虑。

标准分在 50～59 分：轻度焦虑。

有紧张的情绪，坐立不安，无法专注于自己所做的事情，思维失去控制，总在担心一些不必要的事情。感觉很疲惫，睡眠质量不好。

标准分在 60～69 分：中度焦虑。

有极度紧张的情绪，不能放松下来，对周围的人和环境充满警惕，时刻高度紧张。总在为未来担心，担心自己和家人的前途、财产、健康等,唉声叹气,面部紧绷,失眠,并有明显的躯体不适症状。自卑,自信心减少,自我价值感缺失。影响日常的正常工作。

标准分在70分及以上:重度焦虑。

紧张和躁动不安,情绪过敏。常感到极度不安,有一种说不出的恐惧感和难受感,整天忧心忡忡,总担心有不幸的事情发生,莫名感到惶惶不可终日。坐立不安,做事无明显的目的性和持久性。伴随着焦虑不安的情绪,还会出冷汗、脸色苍白、全身发抖等。严重影响日常的正常工作。

第六章　不要丢下我——孤独

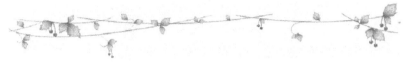

　　赵老伯是一位退休的老医生,他把自己的一生都献给了医学事业,被他救活的病人真的算得上不计其数。

　　退休后的赵老伯依旧很关心医院的那些事,每隔一两天就要跑一趟医院去看看。当然,医院的同事们很尊敬赵老伯,每次他来医院,都很热情地和他打招呼。不过,大伙儿都有自己的事情要忙,不能总陪着赵老伯。医生出身的赵老伯知道医院的工作很严肃,所以总告诉大家不要招呼自己。他常常去病房看看,问问病人的情况……

　　可是没过多久,赵老伯便开始感觉到了孤独。老伴儿几年前由于心脏病离开了人世,在空荡荡的房子里,赵老伯找不到一个聊天的人。儿女们让他搬到国外和他们一起住,可是赵老伯说在国外人生地不熟的,不习惯……

　　一年多过去了,赵老伯依旧一个人过着。

📖 认识孤独

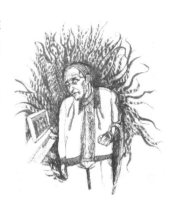

孤独源自医学领域，是用于表述个体在人际交往与情感表达方面存在功能障碍的一个概念。

心理学认为孤独是一种主观上的社交孤立状态，伴有个人感觉自己被忽视、被遗忘、被他人认为无足轻重的感受，人际关系未能满足引发的消极的心理体验。孤独不在于生活上的独处，而在于心灵上的感受，如果心灵上满足，兴趣广泛，那就不会有"孤独"的感觉；如果心灵上空虚，无所事事，这时的独处，就会越想越烦，越想越怕，结果带来恶性循环。

有关统计资料表明，孤独感已成为老年人尤其是空巢老人的通病。我国上海一项调查发现，60～70岁的人中有孤独感的占1/3左右，80岁以上者占60％左右。"开门一把锁，进门一盏灯，出门一拐杖，撒手一空房"就是空巢老人孤独的真实而生动的写照。

📖 孤独的危害

一般而言，短暂的或偶然的孤独不会造成心理行为紊乱，但长期或严重的孤独可以引发某些情绪障碍，降低人的心理健康水平。据《现代健康报》报道，最新研究发现，孤独对人身心健康造成的危害不亚于吸烟和肥胖。

美国医学家詹姆斯等对老年人进行长达14年的调查研究，得出结论:独隐居者得病的机会为正常人的 1.6 倍,死亡的可能性是爱交往者的 2 倍。他对 7000 名美国居民做了长达 9 年的调查研究发现,在排除其他原因的情况下,那些孤独老人的死亡率和癌症发病率比正常人高出 2 倍。

有的老年人因长期的孤独不被人重视,而转化为抑郁症,甚至自杀及"孤独死"。

空巢老人孤独的表现

1.沉默寡言,表情木然

通常情况下,人在心情愉悦时言语是比较多的,表情也是丰富多彩的。老年孤独往往伴随语言的减少和表情的减弱。他们每天走路时低着头,不愿与周围人说话,不关心周围发生的任何事情,每天只是进行简单的生活自理活动。

2.行为动作减少,社会交往能力减退

有孤独感的老人极少出门,很少与人说话,兴趣降低,娱乐活动少。孤独的空巢老人不愿与人打交道,常常一个人躲在房子里唉声叹气,甚至偷偷哭泣,顾影自怜,若体弱多病、行动不便时上述消极感会更加严重。

3.抽烟酗酒,萎靡不振

有的老人不像其他老人那样沉浸于自己的孤独中,相反他们用抽烟、酗酒等不良生活方式来伤害自己。其实,这样展示的是他们内心的苦闷感与孤独感。他们觉得反正没人关心自己,也没有社会价值,还不如自己"及时行乐"。

4. 脾气暴躁，惹是生非

有的老人由于内心需求得不到满足，不能有效控制不良情绪，于是把消除孤独建立在给别人制造麻烦的基础上，以此引起别人的注意和关心。例如，陈奶奶70多岁，体弱多病，最喜欢缠人，经常为一点鸡毛蒜皮的小事和你纠缠半天。她说，其实自己只想找个人说说话，哪怕是和人吵架，也会让她觉得心里好受点。

5. 宠物依赖

近年来，越来越多的空巢老人通过养伴侣动物来丰富感情及寻求寄托。确实，伴侣动物在一定程度上是有好处的，如可以帮助人们缓解压力，带来快乐，对人的身心健康有积极的影响。但是，感情上过分依赖，甚至不愿意和别人或外界接触，这就得警惕了，有可能是患了宠物依赖症。

宠物依赖症指因为失去宠物，而出现抑郁、哭闹甚至绝食等现象，属于一种心理疾病，发展严重会降低人际沟通等能力，导致各种精神障碍，甚至有自杀的念头。研究表明，近年来，空巢老人因孤独诱发的宠物依赖症也呈上升趋势。

罗奶奶的儿女都不在她身边，只有节假日才能回来看望她。为了不让独自在家的母亲感觉孤单，两年前，女儿特意给她买了只金毛犬做伴儿。罗奶奶非常喜欢这只宠物狗，给它取名叫"欢欢"，把它当宝一样对待，每天除了给它做饭吃，还给它擦脸洗脚，看电视时也将它搂在身旁。

可最近，这只金毛犬走失了，罗奶奶终日茶饭不思，蹒跚于各条街道上，四处张贴《寻狗启事》；即使是深夜，她也时不时醒来开一下门,渴望她的欢欢出现在门前。眼见着母亲的精神和身体状态每况愈下,儿子企图劝慰老人,没想到却招来母亲一顿数落:"平时也就欢欢关心我,我走哪都陪着我,还知道看我眼神,懂得我心意,你们还不如我的欢欢呢。"

　　案例中罗奶奶对宠物的痴迷已经达到了病态程度,和他们相似的人还有很多,这就是"宠物依赖症"的典型表现。

空巢老人孤独产生的原因

1.生理因素

　　老年是一个身体各个器官不断走向衰弱和减退的时期。老年人体弱多病,耳聋眼花,行动不便,社会活动范围随之缩小,与人交往减少,孤独感随之而来。

2.社会因素

　　第一,因离退休而离开了工作单位和同事,从开放的大范围退缩到封闭的小圈子,交际范围大大缩小。

　　第二,大凡事业心强闯荡天下的子女,很少能厮守着老人,伴随父母。某些良心欠佳的子女,仅对父母的遗产和劳动力感兴趣,而对老人的生活、健康状况、兴趣爱好全然不顾。

　　第三,很多空巢老人失去了配偶成为孤寡老人,但受旧思想的影响或子女的阻拦,再婚不能。他们自然心生寂寞,独自忍受孤独。

3.心理因素

　　第一,人际反应特质。不同的人际反应特质,造成了人们对人际交往需要的不同强度。有些人交往的需要不是很强烈,不希望受到别人的干扰,他们虽然儿女离家,或是孤身一人,却没有孤独感。相反,有些人交往的需要较强,所以,当面对空巢情景的时候,就容易体验到孤独。

第二,气质类型。心理学把人的气质分为四种类型:胆汁质、多血质、黏液质、抑郁质。大量的研究表明,气质类型上属于抑郁质与黏液质的老年人容易孤独。因为,黏液质的老年人沉着冷静,情绪发生慢而弱,待人容易冷漠,内心不易外露;而抑郁质的老年人多愁善感、胆小孤僻。

第三,自我认识不足。孤独的空巢老人往往自我认识不足,常常看不到自己的长处,与人交往时,总爱拿自己的短处去与他人的长处比较,认为自己的家庭出身、经济收入、社会地位和工作单位都不如别人,越比越泄气,从而不愿主动与人说话。他们既不愿表达自己,又不愿与太多的人接触,最终导致一个人孤单度日。

第四,没有兴趣爱好、娱乐活动。不少老年人未培养起自己的兴趣爱好,离开工作岗位后,除了吃饭睡觉,便是看电视,身心无所依托。

空巢老人孤独的心理自救

的确,空巢老人应该善于面对寂寞,在寂寞涌上心里时,不让寂寞纠缠心头,寻找自己的精神寄托。下面,给空巢老人介绍几种走出孤独的自救方法。

1. 认知疗法

空巢老人首先要看到,子女"离巢"是家庭发展的必然趋势。

子女长大成人,从父母身边离开,成家立业,哺育自己的后代,应该是子女成熟的标志。如果孩子长大了都不愿离家,长期与父母住在一起,这反而是家庭不幸的表现。所以,老年人应该为子女的"离巢"而感到高兴。

2.行为疗法

空巢老人自己感到孤独时,可以制订一个计划,为自己布置不同难度的交往任务。开始时,交往任务可以简单一些,然后逐渐加强交往的难度。在与各种人的交往过程中,要尊重别人的特点与习惯,努力与人和睦相处。如果自命清高,遇到困难不肯求助于人,或者对别人的困难不屑一顾,结果必然加剧自己的孤独感。所以,一方面要善于帮助他人,从中赢得别人的尊重和真诚的友谊;另一方面,又要善于求助于人,通过别人的帮助,使自己的心情变得开朗。

此外,空巢老人还应该多与青年人交朋友,与他们一起参加活动,把经验传授给他们,通过与年轻人的接触,感染年轻人的朝气和活力,使自己变得年轻起来。

3.婚姻疗法

一个关系良好的配偶对空巢生活的良好影响是其他任何人、任何事都无法比拟的。孩子离巢,空巢老人应该及时地将情感转向老伴,以此填补因子女离巢而留下来的"真空"。如果是丧偶老人,只要有机会、有条件,应该设法再婚,使自己的情感得到寄托,以此来摆脱孤独。亲密的夫妻生活,对空巢老人是绝对有利的。

4.生活疗法

作家在寂寞中提起笔来写下人生的光彩,画家也会在寂静中创造一些人生的色彩,他们不怕寂寞,也不感到寂寞。所以,空巢老人要尽量扩大自己的兴趣范围,从看书、习字、画画、打拳、种花、饲养动物等活动中获得乐趣。这些均有助于自己从孤独的小圈子里解脱出来。即使从事这些活动时可能只有一个人,一旦全身心地投入,孤独感也就悄然消失了。

此外,子女离巢并不等于断绝彼此的关系,子女离家建立新的生活空间后,老人还应该继续加强与子女的联系,尽量增强两代人之间的相互理解,给他们适当的帮助。或者,条件许可时,老人也可以在子女家轮流居住,以免独守空房。

十年动乱中,有一位老干部已是花甲之年,但被遣送原籍——一个偏僻的山庄,寂寞居住了 10 年,他以自己独有的阅历和学识编写了《孙子兵法探析》,于 1986 年出版发行,在军事学术领域里引起了强烈的反响。他认为《孙子兵法探析》是逆境和寂寞中的产儿,寂寞的灵魂是富于创造的,这就需要有坚强的意志、乐观的精神、独有的智慧才能做到。

5. 宠物疗法

国外研究证明,拥有伴侣动物的老年人生活更愉快,寿命更长,而且伴侣动物有助于慢性病人的治疗和残疾人的康复。喂养伴侣动物有助于娱乐并放松身心,使感情有所依靠,有助于减轻压力,加强感情交流,促进身心健康。但老年人要注意适度,谨防宠物依赖症。

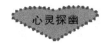

您孤独吗

指导语：

下面是一个适用于老年朋友孤独自测的量表，共有 20 道题目。请读懂每一个问题后，在适合您的答案上画"√"。

1. 您常感到与周围的人关系和谐吗？

　　A. 从不　　　　B. 很少　　　　C. 有时　　　　D. 一直

2. 您常感到缺少伙伴吗？

　　A. 从不　　　　B. 很少　　　　C. 有时　　　　D. 一直

3. 您常感到没人可以信赖吗？

　　A. 从不　　　　B. 很少　　　　C. 有时　　　　D. 一直

4. 您常感到寂寞吗？

　　A. 从不　　　　B. 很少　　　　C. 有时　　　　D. 一直

5. 您常感到属于朋友们中的一员吗？

　　A. 从不　　　　B. 很少　　　　C. 有时　　　　D. 一直

6. 您常感到与周围的人有许多共同点吗？

　　A. 从不　　　　B. 很少　　　　C. 有时　　　　D. 一直

7. 您常感到与任何人都不亲密了吗？

　　A. 从不　　　　B. 很少　　　　C. 有时　　　　D. 一直

8. 您常感到您的兴趣与想法与周围的人不一样吗？

　　A. 从不　　　　B. 很少　　　　C. 有时　　　　D. 一直

9. 您常感到想要与人来往、结交朋友吗？

　　A. 从不　　　　B. 很少　　　　C. 有时　　　　D. 一直

10. 您常感到与人亲近吗？

　　A. 从不　　　　B. 很少　　　　C. 有时　　　　D. 一直

11. 您常感到被人冷落吗？

A. 从不　　　B. 很少　　　C. 有时　　　D. 一直

12. 您常感到您与别人来往毫无意义吗？

A. 从不　　　B. 很少　　　C. 有时　　　D. 一直

13. 您常感到没有人很了解您吗？

A. 从不　　　B. 很少　　　C. 有时　　　D. 一直

14. 您常感到与别人隔开了吗？

A. 从不　　　B. 很少　　　C. 有时　　　D. 一直

15. 您常感到当您愿意时就能找到伙伴吗？

A. 从不　　　B. 很少　　　C. 有时　　　D. 一直

16. 您常感到有人真正了解您吗？

A. 从不　　　B. 很少　　　C. 有时　　　D. 一直

17. 您常感到羞怯吗？

A. 从不　　　B. 很少　　　C. 有时　　　D. 一直

18. 您常感到有人围着您但并不关心您吗？

A. 从不　　　B. 很少　　　C. 有时　　　D. 一直

19. 您常感到有人愿意与您交谈吗？

A. 从不　　　B. 很少　　　C. 有时　　　D. 一直

20. 您常感到有人值得您信赖吗？

A. 从不　　　B. 很少　　　C. 有时　　　D. 一直

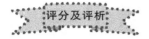

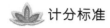 计分标准

其中 2,3,4,7,8,11,12,13,14,17,18 为正向评分题,1,5,6,9,10,15,16,19,20 为反向评分题。

症状按出现频率分为 ABCD 四个等级,其中正向评分题依次计 1、2、3、4 分,反向评分题依次计 4、3、2、1 分。然后将每个题目的得分相加,就是您做该测验的总分。

得分评析

20 分及以下:无孤独感。

21～40 分:轻度孤独。

41～60 分:中度孤独。

61～80 分:重度孤独。

也就是说,如果您的总分有 21 分,就说明您有孤独感了,而且超过越多,孤独感越严重。这时,您就需要考虑进行心理咨询或心理治疗了。

第七章　人际交往的屏障——固执

　　"我爸特别固执,我小的时候他就这样。等我长大了,结了婚生了孩子,他更是这样。在教育我的孩子、他的孙子这件事上,表现得更明显。孩子八岁了,他从不让孙子看课外书,只允许读老师指定的书目。我一提反对意见,他就说小时候他就是这样管教我的,说我现在不也成才了,搞得我哭笑不得。"

　　"他还拒绝去医院,明明自己身体不好,却总认为自己非常健康,有病也不肯上医院,还拼命抽烟,谁不让他抽烟他就和谁急。儿女们都是为他着想,反而被他说成是不孝,所以关系一直不好。去年,他因胆结石动过一次手术。其实,如果不是他一直瞒着拖着,还不注意身体,没必要动手术的。但是,他就是要证明自己很健康,从不打针、吃药,现在还是如此。80 多岁的人了,我们都看得出来,他身体不是很好,但谁也不敢说……"

认识固执

　　从心理学上讲,固执属于偏执型人格,俗语"不撞南墙不回头"

生动而形象地描绘了其特征。固执的主要特点是自信自满、思维刻板、为人苛刻、敏感多疑、易激动、富于攻击及情绪波动不稳等。固执一旦形成,很难根据新情况予以改变。"顽固不化"的老人尤为如此,他们往往坚持成见、不懂变通。

固执和执着不同。据词典解释,执着原为佛教用语,指对某一事物坚持不懈、不能超脱。一般而言,固执多是固守错误的东西,执着多是坚持正确的东西。

固执的表现

固执心理主要体现在三个字上,即拒、怕、我。

拒:听不进别人的意见。当别人劝解他时,他总是坚持自己的意见,并且批驳别人的观点。根本不考虑别人说的是对还是错,反正内心永远认为自己是对的。这种人多少都有一些征服欲望,总是希望把自己的意志强加给别人,总希望别人听自己的。

怕:害怕与人交流。固执的人,外表看上去很强势,但自己也会遇到问题和困难,害怕与人交流。因为一旦与人交流,总怕别人说自己不愿意听的事。害怕自己在交流时占不到上风。怕与人交流还体现在不爱出席集体活动、喜欢发短信而不爱打电话。实际上内心很不自信。

我:与人交流时总是自己在说。你会发现,固执的人,不仅听不进去别人的意见,而且,当朋友、家人、同事在一起时,几乎都是自己在说话,别人根本插不上话,没有别人说话的份。

📖 老人固执的危害

1.加速老化

固执心理容易使老人不愿意接受新事物,大脑因为缺乏应有的刺激,会加剧大脑和神经系统敏感力的衰减,脑细胞缺乏活力,从而加快大脑的老化速度,严重者会出现思维能力下降、记忆力减退及老年性痴呆等一系列症状。

2.容易致病

老人的固执往往会导致老人形成病态性心理障碍,往往会把生活中发生的微小事态都看得很重,长久挂在心头,若得不到及时排遣,遇到较大的冲突或矛盾时,就会对老人的精神产生更大的刺激。现代医学研究表明,固执的人不但妨碍了健全的精神面貌,而且还会导致神经系统和内分泌系统的功能紊乱,进而影响人的正常生理代谢过程,使人体的免疫能力降低,易患多种疾病,如神经官能症、消化道溃疡、高血压、冠心病等身心疾病。

3.导致人际关系不和

由于老人的固执,与他人意见常常不合,不自觉地与周围人及社会疏离,离群索居。固执的老人往往与老伴关系紧张,与后辈形成"代沟",与朋友有矛盾,最终导致人际关系处于紧张状态,成为"生活中不受欢迎的人"。可以说,固执是人际交往的大敌。

固执的神父

某个小村落,下了一场非常大的雨,洪水开始淹没全村,一位神父在教堂里祈祷,眼看洪水已经淹到他跪着的膝盖了。一个救生员驾着舢板来到教堂,跟神父说:"神父,赶快上来,不然洪水会把你淹没的。"神父说:"不!我深信上帝会救我的,你先去救别人好了。"

过了不久,洪水已经淹过神父的胸口了,神父只好勉强站在祭坛上。这时,又有一个警察开着快艇过来,他跟神父说:"神父,快上来,不然你真的会被洪水淹死的。"神父说:"不!我要守着我的教堂,我相信我的上帝一定会来救我。你还是先去救别人好了。"

又过了一会儿,洪水已经把教堂整个淹没了,神父只好紧紧抓着教堂顶端的十字架。一架直升机缓缓飞过来,丢下绳梯之后,飞行员大叫:"神父,快上来。这是最后的机会了,我们不想看到洪水把你淹死。"神父还是意志坚定地说:"不,我要守着教堂,上帝会来救我的。你赶快先去救别人,上帝会与我同在的。"

洪水滚滚而来,固执的神父终于被淹死了……神父上了天堂后,见到上帝,他很生气地质问:"主啊,我终身奉献自己,战战兢兢地侍奉您,为什么您不肯救我?"上帝说:"我怎么不肯救你。第一次,我派了舢板去找你,你不要,我以为你担心舢板危险;第二次,又派了一艘快艇去,你还是不上船;第三次,我以国宾的礼仪待你,再派一架直升机去救你,结果你还是不愿意接受。所以,我以为你是急着想要回到我身边来,可以好好陪我。"

坚持是一种良好的品性,但在有些事情上,固执己见会导致失误,甚至会害了自己。坚持有执着的一面,我们做事情、处理问题都需要这样的决心和勇气,但切忌将"坚持"与"固执"画等号。固执是非理性的,而坚持则是经过理性的分析之后才做出的决断。

当有人向您提出某些方面的警告，一定要学会理智地分析这些警告的真正含义。一方面不要因他人的错误劝解而放弃自己的目标，另一方面也不要因对方的善意且正确的规劝而固执己见。所以，一方面我们要坚持不懈，敢于克服一切困难、迎难而上；另一方面，切忌在思想上钻牛角尖，陷入"只见树木，不见森林"的视觉盲区。

灵活变通的犹太人

犹太人堪称世界上最为精明的商人。据说犹太人卖豆子，如果豆子卖了一部分还有剩余，他们就把剩余的豆子分成两部分，一部分任其长成豆芽，另一部分磨成豆粉出售；如果豆粉还有剩余，他们就把剩余的豆粉制作成豆腐；倘若豆腐还有剩余，就把豆腐腌制成腐乳。

犹太人卖豆子的道理，说明了人生如豆，变则有为。西方有句俗谚，叫"条条大道通罗马"，说的就是这个道理。

老人固执产生的原因

1. 生理原因

著名生理学家巴甫洛夫指出：固执是神经过程的"停滞性"造成的。这种"停滞性"决定了一个人的心理很难从一种状态转向另一种状态。这就是说，固执的形成源于神经活动上的障碍。

2. 自尊心过强

自尊作为人的一种精神需要，是可以理解的。但有些老人没有熟练的技能,幽默和风趣的谈吐,精粹的见解,高尚的品格以及谦虚的态度,因而只能用执拗、顶撞、攻击、无理申辩等方式来满足自己的自尊心,维护自己的面子,使固执在这种满足中得到发展。

3.倚老卖老心理

有的老年人依仗自己有漫长的人生旅程和社会经历,积累了不少积极的和消极的经验,总结了一些成功或失败的教训,从而形成一种优越的心态,觉得自己饱经风雨沧桑,阅尽人间春色,"过的桥比年轻人走的路还多"。再加上在我国,老年人在社会和家庭中都处于受尊敬的地位。于是,便滋生了唯我独尊、颐指气使的固执脾气。

4.同伴的影响

常与个人修养好、灵活性强或虚心随和的人交往,往往会改变或减弱老人的固执程度;而固执的人与固执的人交往,会促使老人更加固执。

🔖 老人克服固执的自救方法

老年人应深刻认识到固执的危害,注重自我调适。

1.加强学习,提高修养

实践表明,经常阅读书籍或一些伟大人物的传记,能使有固执心理的人得到心灵上的慰藉。丰富的知识使人聪慧,使人思想开阔,不拘泥于教条和陈规陋习。同时,应注意提高自己的修养,越有知识就越要谦虚,越应该尊敬和信任别人,培养自己宽厚待人的态度。

2.敢于承认缺点和错误

人无完人,谁都会有缺点和错误,老年人也不例外,这是事实,不用隐瞒与掩饰。老年人要敢于承认缺点和错误,为晚辈树立起"活到老,学到老,改到老"的良好形象。虚心向晚辈学习,不仅不会降低自己在同辈或晚辈中的威信,反而会提高威信,得到晚辈更多的敬重。

3.善于克制自己的情绪,学会从不同的角度看问题

老人要学会使用情绪转化的心理调适方法,对自己的抵触情绪和无礼的言行、欲望要善于自我控制、自我解嘲、自找台阶,不要顽固地坚持自己的观点不放,而应该从不同角度分析问题,让自己的思维开阔起来,不同的视角会有各自的结果和各自的风景。

4.接受新事物,善于交际

固执常与思想狭隘、不喜欢接受新东西等有关。因此,老人要不断学习新知识、新技术,接触新事物;多与勤奋好学、谦虚谨慎、品德优良、灵活性强、随和的人交往,少与固执的人交往,以防止双方更加固执;多交"忘年交",结识年轻朋友,让自己多接触新观念、新思想。

5.放下架子,保持平常心

一个人无论过去职位多高、权力多大,离开了岗位,到了老年,都是一个普普通通的人。所以,老人退休后,不应发号施令,给家人和社会增添不必要的麻烦。遇事大度,与人随和,善于变通,给人以亲近感、亲切感。

此外,做晚辈的遇到老年人固执时,不要把它简单地看成是发脾气而听之任之,更不要粗暴顶撞与老年人对着干,而应在了解老

年人心理特点的基础上,耐心地和他们讲道理,使老年人在自觉自愿的基础上放弃那些不合实际的看法和做法。如果固执心理比较严重的话,应该寻求心理医生的帮助。

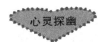

您的固执有几分?

指导语:

下面是一个适用于老年朋友固执自测的量表,共有 8 道题目。请回答下面每一个问题,圈出最适合您的答案。

1.您对别人是否求全责备?

(没有　很轻　中等　偏重　严重)

2.您总责怪别人制造麻烦?

(没有　很轻　中等　偏重　严重)

3.您感到大多数人不可信?

(没有　很轻　中等　偏重　严重)

4.您会有一些别人没有的想法和念头?

(没有　很轻　中等　偏重　严重)

5.您自己不能控制发脾气?

(没有　很轻　中等　偏重　严重)

6.您感到别人不理解您、不同情您?

(没有　很轻　中等　偏重　严重)

7.您认为别人对您的成绩没有做出恰当的评价?

(没有　很轻　中等　偏重　严重)

8.您老是感到别人想占您的便宜?

(没有　很轻　中等　偏重　严重)

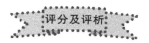

评分及评析

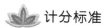

计分标准

"没有"计 1 分,"很轻"计 2 分,"中等"计 3 分,"偏重"计 4 分,"严重"计 5 分。把 8 题的得分加起来就是您的总分。

得分评析

8～14 分:不存在固执的情况,您是个心平气和、让人喜欢的老人。

15～24 分:可能存在一定程度的固执。如果总觉得环境不顺,要注意警惕,原因可能在自己。

25～40 分:说明您有偏执的症状,要学会控制情绪,不要"走火"。另外,建议您遇到心理障碍时,向心理医生求助。

第八章　美丽的锁链——虚荣

　　小杨的父母退休前一直经商，比较富裕，孩子刚工作就给他买房买车了，跟邻居们聊天时，被人问及孩子的婚事，他们就会夸耀："我们已经给孩子买房买车，很多女孩子都追他呢，不着急，要慢慢挑。"邻居们听后，觉得他们很显摆，总是跟别人说自己家里的事，实在有点不搭调。时间长了，很多邻居都不愿意和他们聊天。

认识虚荣

　　"虚荣"一词，《辞海》释为：表面上的荣耀、虚假的荣誉。虚荣心理指因期望拥有但实际上并未拥有某种荣誉而在行动上竭力表现出似乎拥有的个性特点。心理学认为，虚荣心是一种被扭曲了的自尊心，是自尊心的过分表

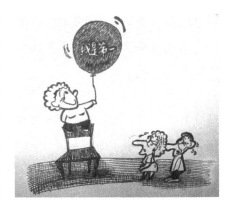

现,是一种追求虚表的性格缺陷,是人们为了取得荣誉和引起普遍注意而表现出来的一种不正常的社会情感。

虚荣心无论古今中外,无论男女老少,穷者有之,富贵者亦有之。男人大多追求自己的名誉、地位等,女人更多的是追求自己的衣着、容貌等。一定限度的在道德与法律之内的虚荣心是可以理解的,可是过分追求,小则道德沦丧,大则走向罪恶的深渊。

虚荣就是三把石粉

意大利著名的雕塑家米开朗琪罗曾为佛罗伦萨雕刻了一尊石像。经过将近两年的创作,米开朗琪罗终于完成了作品。当他看到这尊凝聚了自己所有功力的作品时,他自己也为自己感到骄傲。作品预展时,佛罗伦萨市万人空巷,人们对他的作品叹为观止。

最后连佛罗伦萨的市长也来了,众多权贵围在雕像前窃窃私语,等待市长发表意见。

市长傲慢地朝雕像看了几眼,问:"作者来了吗?"

米开朗琪罗被请到市长面前。市长说:"雕石匠,我觉得这座石像的鼻子低了点,影响了整座雕像的艺术气息。"

米开朗琪罗听罢,说:"尊敬的市长,我会按照您的要求加高石像的鼻子的。"

说完,米开朗琪罗便让助手取出工具,提着石粉对石像的鼻子进行加工。一会儿,他来到市长面前,说:"尊敬的市长,我已经按照您的要求加高了石像的鼻子,您看现在还行吗?"

市长看了点点头说:"雕石匠,现在好多了,这才是完美的艺术。"

市长走后,米开朗琪罗的助手百思不得其解,问道:"你只是在石像的鼻子上抹了三把石粉,石像的鼻子根本就没有加高啊!"米开朗琪罗说:"可是,市长认为高了。"

据说那尊石像至今还矗立在佛罗伦萨的街头,知道那尊石像来历的人都知道这样一句谚语:"权贵的虚荣就是石像鼻子上的三把石粉。"

老人虚荣心理的表现

1.莫名其妙的病态攀比心理行为

虚荣的信条是"你有我也有,你没有我也要有"。没有时也"打肿脸充胖子",以求得周围人的赞赏与羡慕。如你戴一个戒指,我戴两个、三个,就是要比你强;你家孙子学习钢琴,我家也要买架钢琴摆在那儿;你有什么好东西,我也得想办法搞到,不管有没有用。总之,这种攀比几乎到了不正常的程度,不仅没有给老人带来什么好处,反而造成不必要的负担和浪费。如一对老伴,平时都是两人走路去菜市场买菜,突然一天硬是要买电瓶车。虽然省时,可是老人动作不那么灵活,而且眼睛也不好使,存在一定的安全问题,问其为什么要买,竟然说是因为邻居买了,所以也想买。

2."比孩子"

俗话说,"三十岁前看父敬子,三十岁后看子敬父"。老人们大多都已经退休了,生活比较清闲,遇到老同事、老邻居总是要聊上好一会儿,和亲朋好友讲述自己的生活。对于父母来说,他们的共同话题就是孩子,谈谈孩子的成就会让他们感到无比幸福,但是也会让他们拿孩子做比较,比一比谁的孩子做了大官,谁的孩子经商赚了大钱,谁家女儿嫁得好,谁的孩子已经出国定居了,谁的儿女买了什么礼物,等等。有的老年人心理脆弱,很容易陷入"被动攀比",看着人家各方面条件比自己好,自己心里肯定不是滋味。

前一段时间,段老先生连续参加了两个老同事的庆寿宴会,排场都非常大,不仅请来了很多老朋友,还有不少社会名流。段老先生回家和段先生说起此事,话语里都是对这种排场的羡慕。段先生知道,父亲的这两个老同事的子女都不是一般人,不是做生意的,就是大领导,花多少钱也完全不用操心,有能力让庆寿宴风风光光。等段老先生过生日的时候,他找来子女,决定也要到大酒店大办一场,费用让三个子女平摊。原来父亲过生日都是在中档饭店举办的,菜价实惠,一家人乐乐呵呵也挺好,到大酒店只是样子好看。看到父亲渴望的眼光,段先生心里挺惭愧,父亲张一回口,子女咬咬牙也就过去了。那次段老先生的庆寿宴也请了不少人,一些老人直夸段老先生的子女孝顺,段老先生的心里乐开了花,过了一个多星期还在回味。

老人高兴了,可子女却受尽了苦头,大嫂为多花那么多钱和大哥大吵了一架,他和妻子两个多月的工资付诸东流了……

3.自夸炫耀

通过吹牛、隐匿等欺骗手段来过分表现自己。例如有的人吹嘘自己是某要人的亲戚、朋友,有的人将自己的某些短处隐匿起来,偷梁换柱,欺世盗名;一位老年人的书法水平在单位参赛都难入获奖之列,却转瞬间就提升到了国家级水平,还一举夺冠,"荣获

×××杯全国书法大赛金奖"的奖牌。后来知道,时下国内各类大赛很多,有相当一部分大赛,只要参赛、出钱,什么奖都可以拿到;一位退休前向来厌倦读书、从不作文、只讲实干的朋友,却特意打造出一间颇有点气派的书房,且不惜重金购回几大柜图书,使之透出浓郁的书香气息。总之,这些老人在真实面上制造一处炫目的"光环",使你真假难辨,并从中得到极大的心理满足。

4.怀念年轻时的"好时光"

老年人在漫长的人生旅途中,不管"穷""达",总有一些美好、欣喜、自豪的事物留在脑海中。一旦进入老年,有了空暇,"怀旧"之情便油然而生,并喜欢将这段"好时光"告诉别人。比如邻居张大爷,见了人就有说不完的话,每次见了,他都要把自己年轻时怎样英勇跳水救人的事说很久,每个细节都不漏掉。那些曾居高位、权势显赫的离退休老人,更怀念当年"众星捧月"、红红火火的情景,遇到人就爱说自己曾经是什么职位、地位多高,甚至还表现出当年颐指气使的模样。如有位熟人路遇他已退休的领导,那领导依然是一副官腔,在他面前表现出"虎死不跌威"的神态,绷起的面孔让人尴尬不已。

老人虚荣的危害

虚荣就是追求表面光彩的心理。虚荣心是对荣誉的一种过分追求,是道德责任感在个人心理上的一种畸形反映,是一种不良的心理品质,其本质是利己主义的情感反映。虚荣心重的人,常常将名利作为支配自己行动的内在动力,总是在乎他人对自己的评价。

一旦他人有一点否定自己的意思,便认为自己失去了所谓的自尊而受不了。

莫泊桑《项链》中的主人公马蒂尔德是一个小公务员的妻子。她年轻美丽,但虚荣心极强。她为自家房屋的寒酸、墙壁的粗糙、家具的陈旧、衣料的俗气而难过。她梦想那些有着古代壁橱的大客厅,那些无法估价的瓷瓶和银器皿,她梦想那些用名贵的盘子装着的佳肴美味。一次,接受了部长举办的晚会邀请,由于虚荣心作祟,向一个贵妇人借了一条项链。后来这条项链不慎在舞会上丢失,马蒂尔德为了赔给朋友一模一样的项链,落入高利贷的陷阱,就此开始了艰辛的生活,葬送了十年的青春。最后,当她在还清欠款后,偶遇那位贵妇人时,妇人却告诉她那条项链其实是假的。而她的模样大变,以致熟悉的人都认不出她来了。

法国哲学家柏格森说:"一切恶行都围绕虚荣心而生,都不过是满足虚荣心的手段。"虽然他的话未必全对,但至少反映了相当一部分真实的生活。老人的虚荣心到底有哪些危害呢?

1.影响身心健康

虚荣心强的人容易产生忧愁、消极、怀疑、痛苦和自卑等消极情绪,容易使老人发生心身反应性疾病,严重地损害身心健康。

2.破坏人际关系

有的老人,为了满足自己的虚荣心理而采取的一些言行往往破坏正常的人际关系。如本章最开始提到的案例中的小杨的父母,别人就觉得他们在炫耀自己家里有钱,因而不爱和他们说话。

如果正好被同样虚荣心强的老人听到了,或者直接表现出不满或不屑一顾,大声说一声:"这有什么了不起!"或者用其他方式表现,如:礼貌性的寒暄中话中带刺,委婉的话语中冷嘲热讽。这样次数多了,便会伤害双方的感情。因而,虚荣心强的老人,不会有很好的朋友和良好的人际关系。

3. 加重子女的心理压力

老人爱比孩子。别人生活幸福就会很羡慕,回家再对自己的孩子夸奖人家的孩子多么多么好,并流露出对别人的羡慕;有的老人甚至拿孩子根本做不到的事情来要求孩子。这些让儿女心理压力很大,心情不好。

博栋自小就是品学兼优的好孩子,大学毕业时他自己找到一个事业单位的工作已经很不容易了,邻居朋友们都夸他有出息。可几年下来,他还是那么一点死工资。每次亲戚们聊天时都说谁的孩子挣钱多,谁的孩子已经升官了,有房有车了,谁的孩子把父母都接到国外享福了之类的,博栋的父母心里很不舒服。

博栋说,每次爸妈说起别人孩子如何好的时候我都很自卑,他们越比,我就越是什么也做不好,在单位里也经常被领导批评。

对事业处于低谷的孩子,老人应该给予鼓励,用自己的经验帮孩子渡过难关,而不是在攀比中给孩子造成压力。自己在外面生气,回家再让儿女跟着生气,实在是件不值得的事情。

4. 加重经济负担

爱慕虚荣往往把"穷"当作最没面子的事情,生怕别人说他寒酸。于是,没钱得装作有钱。有些空巢老人经济条件很一般甚至不怎么好,但在虚荣心理的作用下,明明知道某些推销员推销的保健品根本就没有什么作用,是骗人的,但碍于其他老人都买了,所以自己也买,平白地给自己增添了一笔开销,加重了自己的经济负担。

虚荣产生的原因

1.面子观念的驱动

"讲面子"是中国社会普遍存在的一种民族心理,面子行为反映了中国人尊重与自尊的情感和需要,丢面子就意味着否定自己,这是万万不能接受的。

2.与戏剧化人格倾向有关

爱虚荣的老人多半为外向型、冲动型、反复善变、做作,具有浓厚、强烈的情感反应,装腔作势、缺乏真实的情感,待人处事突出自我、浮躁不安。

3.自卑心理,害怕别人瞧不起

具有虚荣心理的老人,内心自卑,害怕被人瞧不起。于是,通过穿漂亮的衣服、吃高档保健品、夸耀子孙等来掩饰内心的不足,赢得他人的羡慕。

爱虚荣的灰鹅

灰鹅生的蛋特别小,她怕伙伴笑话,从来不肯给大家看。一天,她在小溪边玩,发现一个和鹅蛋一模一样的鹅卵石,就捡回了家。

鸭子到灰鹅家串门,发现桌子上放着一个大鹅蛋,对灰鹅说:"你真了不起,生的蛋比白鹅生的蛋大多了!"

灰鹅听到鸭子的夸奖,十分高兴,说:"我生的蛋都很大,这是其中最大的一个蛋。"

一会,灰鹅生了大蛋的事大家都知道了。母鸡、白鹅和鸭子都来向灰鹅学习,要她传授生大蛋的经验。灰鹅一本正经地说:"生普通的蛋容易,要生这么大的蛋很不容易啊!"

灰鹅一边得意洋洋地讲,一边在蛋上比画着。鹅卵石骨碌滚到了桌子边,"笃"一声掉了下来,刚好掉在灰鹅的脚上,疼得她大声叫了起来。

母鸡见蛋从桌子上摔下来竟然没有摔破,对灰鹅说:"你的蛋怎么这样坚固,摔都摔不破?"

白鹅觉得奇怪,仔细观察了一下鹅卵石,对灰鹅说:"这哪里是蛋,这明明是鹅卵石。你为什么要欺骗大家?"

灰鹅支支吾吾地说:"我生的蛋太小,怕大家瞧不起,所以……"

脱掉虚荣的外套

虚荣,如同一个绚丽的梦。当你在梦中时仿佛拥有许多,当你醒来时却什么也没有。与其去拥抱一个空空的梦,还不如去把握一点实实在在的东西。空巢老人有一点虚荣心理不足为怪,只要适可而止和正确把握,有意识地引导到正确轨道上来,就能够克服刚刚滋生的虚荣心理。

1.树立正确的面子观

屈原说过:"善不由外来兮,名不可虚作。"老人对待荣誉和面子要持有一种正确的认识和态度。人人都希望得到一定的荣誉、渴望他人的倾慕、尊重。每个人也应该珍惜和爱护自己的荣誉、地位,但对此的追求要把握个"度"。荣誉应当与一个人的真实能力相符,否则只能是虚假的。虽然能欺世盗名于一时,但一旦被人识破,则将名声扫地,"面子"丢尽,被人唾弃,而正好与你最初渴望被人尊重的愿望背道而驰。所以,面子"不可没有,也不能强求",过分追求面子,为面子,为别人的感觉而活,就算达到了虚荣的目标也不会得到真正的快乐。

2.克服攀比心理,为自己而活

俗语说:"人比人,气死人。"老人要认识到,人比人总有比不过的,没个尽头,反而伤身伤神,不值得。其实,日子是自己过的,别人代替不了你,你也代替不了别人。根据自己的现实环境,按照自己的方式,实实在在、心平气和、轻轻松松地过好自己的每一天,这才是最重要的。

3.摆脱从众心理

从众既有积极的一面,也有消极的另一面。对社会上的一种良好风气,就要大力宣传,使人们感到有一种无形的压力,从而发生从众行为。如果社会上的一些歪风邪气、不正之风任其泛滥,也会造成一种压力,使一些意志薄弱者随波逐流。虚荣心理可以说正是从众行为的消极作用所带来的恶化和扩展。例如,有些老人看到别人戴金项链、金戒指之类,自己也非常想要。当遇到一些类似的买卖时会因为价格便宜些,于是就买,殊不知上当了。

4.调整心理需要

人有对饮食、休息、睡眠、性等维持有机体和延续种族相关的生理需要,有对交往、劳动、道德、美、认识等的社会需要,有对空气、水、服装、书籍等的物质需要,有对认识、创造、交际的精神需要。人的一生就是在不断满足需要中度过的。在某种时期或某种条件下,有些需要是合理的,有些需要是不合理的。对老人来说,对正常营养的需要是合理的,而不顾实际摆阔的需要就是不合理的;对干净整洁的服装需要是合理的,而为了赶时髦穿金戴银的需要就是不合理的。

5.正确对待社会影响

目前社会上确实存在一些不良风气,有的老人受周围环境的影响,讲排场,摆阔气,大肆铺张。因为他们怕亲戚朋友议论自家小气,有的人说:"人言可畏,不这样做,就要听人家的闲话,咱丢不起这个脸。"其实,别人的议论,有对也有错,需要认真分析思考。对于错误的和不妥当的"人言",我们完全可以不必去理会。

总之,老年人要善于发现自己的虚荣心理,及时从浮华中走出来,还原真实生动的自我,生活才会更加坦荡自在,才会活得健康快乐、有声有色。

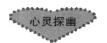

"爱虚荣"

从前,聊城有一人叫艾续荣,虚荣心很强,故当地人都背后叫他"爱虚荣"。

艾续荣家境贫寒，常年吃不起肉，为了装点门面，卖掉了别的东西，买了一块猪板油。吃完饭后，便用猪板油往嘴上擦几下，外出若遇人问吃的什么菜，便答："红烧肉。"

有一天在茶馆喝茶，便吹嘘由于吃的红烧肉太多，需要喝酽茶打油腻。不料他的儿子急急忙忙跑来，说道："爸爸，不好了，你的擦嘴油被邻居家的大花猫叼走啦！"

艾续荣说："快叫你妈去追回来！"

他儿子说："我妈还没起床。"

艾续荣说："那叫你妈快穿衣裳！"

他儿子又说："我妈的衣裳不是叫你卖掉，买了擦嘴油了吗？"

第九章　为什么受伤的总是我——抱怨

　　刘老是一位半身不遂的患者，因行走不便而由家人搀扶到心理治疗室，刚一落座就愤愤不平地讲到自己是被别人活活气得中风的，"我那老伴整天唠唠叨叨，就是不会体贴人，我有个病痛什么的她也不照顾我。说到子女，更是气人，好不容易把他们拉扯大，不要说孝顺，能少惹点麻烦、少给一点脸色看就算不错了。单位也是人走茶凉，很少有人来看望我，同事间人情淡薄、世风不古……"真是牢骚满腹，看什么都不顺眼。

认识抱怨

　　按照韦氏辞典的定义，抱怨有两重意思：表达哀伤、痛苦或不满，提出正式的控诉或指责。根据对象的不同，抱怨还可分成对自己的抱怨和对他人、外界的抱怨。心理学上，抱怨一般指个体遇到令自己不舒服或不满意的事情时所表现出的一系列不良的心理和行为反应。

　　抱怨，是现代文明的通病。一份调查显示，大部分人每天都在抱怨,部分人甚至达到了每天20次以上。心情不好,就抱怨天气;交通堵塞,就抱怨道路;上班迟到,就抱怨闹钟;工作太累,就抱怨老板;生活困难,就抱怨社会……反正什么看上去都不够好。于是,抱怨成了最简便易行的出气方式。

抱怨的实质是表达自己对外界、对他人的不赞同、不满意,并且希望别人能同情地听你诉说,甚至安慰你。然而,抱怨只是一种情绪的宣泄,一味地抱怨,不但不能缓解烦恼,反而放大了原来的痛苦,陷入满腹牢骚、喋喋不休的恶性循环,起不到半点好作用。它就像瘟疫一样传染着、蔓延着,让人的心情变得很糟。

老人喜欢抱怨的原因

喜欢抱怨的老年人,不但自己不快乐,还经常给自己的家人、朋友等带来烦恼和压力。那么,老年人为什么喜欢抱怨呢?

1.期望不合理

抱怨最直接的诱因是对现状(包括自己、他人、环境等)不满,也就意味着抱怨者内心里有一个标准或期望值。有些老年人总是抱着不切实际的要求,或者不能随着社会环境的发展变化而灵活适应,就会反复受挫、怨言不断。比如有些老年人总是坚持过去的价值观和生活方式,不能学会欣赏并接受新事物、新变化,难免会有被社会遗忘的失落感,从而开始抱怨。

2.缺乏解决问题的能力和勇气

我们常说"抱怨是无能的表现",那些喜欢抱怨、习惯抱怨的人,无一不是自卑、消极的人。遇到挑战,他们会说"不行不行我不行";遇到挫折,他们会说"我恨我恨我真恨";遭遇失败,他们大发感慨:"看来我真的不行,这个世界真的是'不如意事常八九'啊!"对于空巢老人来说,随着年龄的增加,生理、心理各方面开始退化,很多问题自己解决不了,自然抱怨也就多了。

白马的抱怨

一匹在乡村犁田拉车的白马总认为自己生不逢时,经常向同类抱怨自己没有赶上伯乐时代,不能成为明星,终将留下老死山野的遗憾。

战马说:"那你和我一起驰骋沙场吧,置身于千军万马之中,你会豪气干云。英雄无悔,快意人生!"

白马说:"那多危险啊,一不小心就会送命。"

驿马说:"那你和我一起给人们送信吧,在不同的地域之间架起信息的桥梁,也是一种成就和快乐。"

白马说:"太累了,风餐露宿的,还不如给主人犁田拉车好。"

赛马说:"那跟我去赛场吧,只要舍得流汗水,也会有鲜花和荣誉!"

白马说:"竞争力太强,压力太大,一点儿也不轻松,受不了,受不了!"

众马齐声说:"如此,即使伯乐在世,你也成不了千里马!"

3.抱怨可以带来某些好处

心理学家通过长期的观察和研究发现,人类对抱怨的爱好很可能衍生于我们的祖先在遇到外族威胁时发出的大声呼喊。现在我们虽然不用再面对丛林世界的威胁，但我们每天都需要善于倾听的人。我们对别人抱怨，可能会得到别人的同情、认可、帮助等好处。例如有些空巢老人经常对别人抱怨子女好久没来看他，实际上希望得到对方的同情和抚慰。

抱怨是绊脚石

心理医生指出，抱怨是一种发泄，有不满情绪过于压抑不行；但发泄过度，变成了没完没了的抱怨也同样不好。林肯说："出了问题怨天尤人是有害无益的。"抱怨等于往自己的鞋子里灌污水、放沙子，使你行路更难、

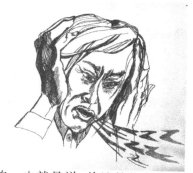

旅程更累，也会给别人留下消极影响。也就是说，单纯的抱怨往往不能帮助个体解决实际问题，反而可能导致更加糟糕的结果。

1.抱怨会破坏积极生活的意识

居里夫人曾经说过："失败者总是找借口，成功者永远找方法。"这里所说的借口，无疑是抱怨的另一种表达方式。在失败面前，人们总能找出种种借口，编织各种各样的理由，来掩饰自己的懦弱、错误和无能。曾经抱怨过的人都知道，只要我们的头脑中一有抱怨的意识，我们就会立即停下或者放慢手中的事情，为自己鸣不平、大骂世事不公、哀叹老天无眼。久而久之，不仅直接影响工作和生活，还会影响心情和心态。空巢老人的抱怨往往会破坏其

积极生活的心态,使其不爱说话、不爱出门、不爱交际、不爱活动等。

2. 抱怨会破坏人际关系

心理学家指出,无休止地对别人抱怨,或者向他人施加压力等行为,都是对一个人的精神施暴。人们的承受能力毕竟有限,一旦这种压力达到一定程度,除了极少数人会消极躲避以外,大部分人都会本着"哪里有压迫,哪里就有反抗"的原则回敬你。因此,抱怨的结果就是反唇相讥,带来更多的被抱怨和相互抱怨。所以,抱怨往往会导致双方的不理解,极易造成无法沟通而产生矛盾。有的空巢老人经常抱怨老伴做的饭菜不好吃、儿女不够孝顺和贴心等,这样往往会破坏夫妻关系,导致家庭不和。

有一天,佛陀外出云游,路上遇见一位诗人。诗人年轻、有才华、富有、英俊,而且拥有娇妻爱子,但他总觉得自己不幸福,逢人便抱怨上天对自己不公。

佛陀问他:"你不快乐吗?我可以帮你吗?"

诗人回答:"我只缺一样东西,你能给我吗?"

"可以。"佛陀说,"无论你要什么,我都可以给你。"

"是吗?"诗人盯着佛陀,一字一顿、满脸怀疑地说:"我要幸福!"

佛陀想了想,自言自语道:"我明白了。"

说完,佛陀施展佛法,把诗人原先拥有的一切全部拿走——毁去他的容貌、夺走他的财产、拿走他的才华,还夺走了他的妻子和孩子的生命。做完之后,佛陀立即离去。

一个月后,佛陀再次来到诗人身边。此时的诗人,已经饿得半死,躺在地上呻吟。佛陀再施佛法,把一切又还给了诗人,然后悄然离去。

半个月后,佛陀再次去看诗人。这一次,诗人搂着妻儿,不停地向佛陀道谢。因为,他已经体会到了什么是幸福。

3.抱怨会使人忽略身边的幸福

生活中,那些爱抱怨的人不正像那位诗人吗?对自己身边的幸福视而不见,却苦苦寻觅所谓的幸福与快乐。其实生活就是这样,它在无形中就已经给了我们必需的东西,是抱怨的心理使我们看不到自己已经拥有的幸福。当一切失去时,才发现它的珍贵。所以,空巢老人要善于发现自己拥有的东西,从中寻找幸福。

4.抱怨易使人形成推卸责任的习惯

抱怨别人是一件相对容易的事情,因为把过错推到别人头上,自己就仿佛没有责任了。这使得抱怨者在抱怨、指责别人时,往往不会先想到自己做错了什么,看不到自己的缺点和错误,缺乏勇于承担责任的勇气。所以,那些喜欢抱怨的空巢老人,可以尝试从自己身上找找原因,是不是自己个性的原因,是不是自己的要求不合理呢?

一个年轻的农夫,划着小船,给另一个村子的居民运送自家的产品。那天的天气酷热难耐,农夫汗流浃背,苦不堪言。他心急火燎地划着小船,希望赶紧完成运送任务,以便在天黑之前能返回家中。突然,农夫发现,前面有一艘小船,沿河而下,迎面向自己快速驶来。眼看两艘船就要撞上了，但那艘船并没有丝毫避让的意思，似乎是有意要撞翻农夫的小船。

"让开，快点让开！你这个白痴！"农夫大声地向对面的船吼叫道，"再不让开你就要撞上我了！"但农夫的吼叫完全没用，尽管农夫手忙脚乱地企图让开水道，但为时已晚，那艘船还是重重地撞上了他的船。农夫被激怒了，他厉声斥责道："你会不会驾船，这么宽的河面，你竟然撞到了我的船上！"当农夫怒目审视对方小船时，他吃惊地发现，小船上空无一人。听他大呼小叫、厉声斥骂的不过是一只挣脱了绳索、顺河漂流的空船。

5.抱怨影响身心健康

抱怨最大的害处就是容易破坏人的心情，使人陷入负面情绪。当您需要宁静时，抱怨却招来烦躁；当您需要自信时，抱怨却让您感到自卑；当您需要快乐时，抱怨会让您觉得郁闷；当您需要希望时，抱怨让您看到的是绝望……因此，喜欢抱怨的人常受到不良心理困扰，比如焦虑、烦躁、绝望等。从生理上说，抱怨使代谢紊乱、血压升高、食欲不振、失眠等，对身体的损害是无疑的。对于年纪大了的空巢老人来说，尤其如此。

抱怨不如改变

多数情况下，当你由于抱怨而发出责难、怒吼的时候，这些都徒劳无功、于事无补，你的听众或许就像前面故事中所说的那艘空船。那个一再惹怒你的人，绝不会因为你的抱怨而改变他的航向。如果你抱怨，生活中的一切都会成为你抱怨的对象；如果你不抱怨，

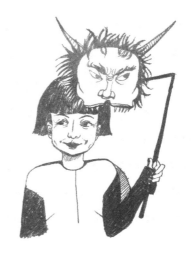

生活中的一切都不会让你抱怨。

鲁迅《祝福》中的祥林嫂就是抱怨不休至死不改的经典形象。一开始大家都对她的不幸遭遇抱以深深的同情，然后演变为麻木甚至是讨厌，最后只留下"哀其不幸，怒其不争"的无奈评价。想想看吧，是您的遭遇真的如此可怕，还是您最终变成了新时代的祥林嫂更可怕？所以，我们为什么不采取更积极一些的措施努力让事情出现转机呢？

英国史学家卡莱尔花费了多年心血，终于完成了《法国大革命史》的全部文稿。随后，卡莱尔将文稿交给自己最信任的朋友米尔去修改完善。

不幸的是，米尔的女佣却把文稿当作废纸统统丢进了火炉！更糟糕的是，卡莱尔历来有个习惯，每写完一章，就随手把原来的笔记、草稿撕碎扔掉。可以想象卡莱尔当时的心情，发火吧，抱怨吧，可又能解决什么问题呢？他很快就让自己平静下来，反而安慰悲伤不已的米尔："没关系的，我就权当把作业交给老师批阅，老师说'这篇不行，重写一次吧，你会写得更好！'"

于是，卡莱尔再起炉灶，从头撰写这部巨著。人们如今读到的《法国大革命史》，就是他的第二稿。这一稿无论是文字还是内涵，都达到了卡莱尔写作生涯的巅峰。

第九章　为什么受伤的总是我——抱怨

当这个世界的抱怨声在人们周围此起彼伏的时候,美国伟大的心灵导师威尔·鲍温写下了《不抱怨的世界》。他说:"这个世界值得抱怨的事情太多了,遭逢天灾、背叛、致命疾病、裁员、贫富差距、精神焦虑、安全感缺失……都会让我们抱怨不断。"随之,作者对这个问题进行了深入的分析,并发起"21天不抱怨"运动,切实帮助人们改变抱怨的习惯。在短短的两年时间内,"21天不抱怨"运动便获得了全球80个国家、600万人的热烈响应。这个运动是这样展开的:他的书中附赠了一个紫手环,请每位读者将紫手环戴在自己的一只手腕上。当发现自己正在抱怨时,就把紫手环移戴到另一只手腕上。如果听到其他戴紫手环的人在抱怨,可以建议他们把紫手环移戴到另一只手腕上。以此类推,循环往复,一直做到连续21天不抱怨,一直做到紫手环能持续在同一只手腕上戴21天,一直做到养成不抱怨的习惯。

很多老人意识到了抱怨的危害,也很想走出抱怨的泥潭。但总觉得要做到很难,感到无从下手。其实,"21天不抱怨"运动同样适用于老年群体。

1.树立您的自信

自信又有安全感的人会抱怨吗?答案是不会。自信的人,认同自己的长处,接受自己的弱点,不必透过他人的目光来肯定自己,他们自我感觉良好而悠然自得。同样,他们也不需要用抱怨来取得好处。因此,无论何时、何地,请树立起您应有的自信。相信自己,一定能找到解决问题的方法,而不需要用抱怨的借口为自己开脱。

2.制定阶段性的目标

21天不抱怨,说起来容易,做起来难。为了坚持21天的胜利,您可以为自己制定阶段性目标——7 天为一个周期。当您实现了第一个 7 天不抱怨的阶段性目标时,可以送自己一个礼物作为奖励。实现第二个阶段性目标可以送自己更好的礼物。当您收到自己送的第三个礼物之时,您会发现,您的行为、您的思维已经悄然改变,同一件事、同一个人,在您的眼中呈现出了另外更美好的一面。此时,您也就不会再抱怨了。

3. 改变自己的思维方式、说话用语

日常生活中,使用积极的思维方式、积极的日常用语,这样帮助您在潜移默化中放弃抱怨。例如:将"问题"称为"机会",将"我要求"变成"我会感激"……试试看吧,刚开始可能觉得有点困难,但时间久了,您会慢慢发现,这些小小的细节将会大大地改变您对人和事的看法。当您改变日常用语时,您的生活境况也会随之改变。您将会发现,您的烦心事少了,您的抱怨少了。

4. 找一个相互支持、不抱怨的伙伴

征求一位"不抱怨的伙伴"。找一个也在挑战不抱怨目标的人,彼此鼓励、互相打气。这个人要能和您分享成功,如果您的"不抱怨"计划需要重来,他也会鼓励您继续下去。他是一个能帮您以积极态度改变生活状况的"守护天使",可以引领您去发掘眼前任何情境中的光明面和善良点。您也可以成为他的精神支柱,一个希望停止抱怨,而致力改变生命的人。所以,找一个您可以为他打气加油、他也愿意为您这样做的人吧。你俩一起努力,一定可以促成令人惊喜的改变。

21 天不抱怨,成功之后您会发现,您不再是只盯住伤害而喊"痛",而是把心思都放在您想要的东西上。您也开始注意到,不只

您自己更加快乐了,连周围的人似乎也是这样。您会吸引那些乐观向上的人们,您的积极生活态度将激励身边的人,您也会更加满足,幸福感也会增强。

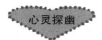
"老头子总是不会错"

乡村有一对清贫的老夫妇,有一天他们想把家中唯一值点钱的一匹马拉到市场上去换点更有用的东西。

老头子牵着马去赶集了,他先与人换得一条母牛,又用母牛去换了一头羊,再用羊换来一只肥鹅,又用鹅换了母鸡,最后用母鸡换了别人的一大袋烂苹果。在每一次交换中,他倒真是想给老伴一个惊喜。

当他扛着大袋子来一家小酒店歇气时,遇上两个英国人,闲聊中他谈了自己赶场的经过。两个英国人听得哈哈大笑,说他回去准得挨老婆子一顿揍。

老头子坚称绝对不会,英国人就用一袋金币打赌,如果他回家竟未受老伴任何责罚,金币就算输给他了,三人于是一起回到老头子家中。老太婆见老头子回来了,非常高兴,又是给他拧毛巾擦脸又是端水解渴,听老头子讲赶集的经过。他毫不隐瞒,全过程一一道来。

每听老头子讲到用一种东西换了另一种东西,她竟十分激动地予以肯定。

"哦,我们有牛奶了!""羊奶也同样好喝!""哦,鹅毛多漂亮!""哦,我们有鸡蛋吃了!"诸如此类。

最后听到老头子背回一袋已开始腐烂的苹果时,她同样不愠不恼,大声说:"我们今晚就可吃到苹果馅饼了!"不由搂起老头子,深情地吻他的额头……

英国人就此输掉了一袋金币。

读了这则故事,也许你会觉得这个老太婆太傻了。其实,老太婆太聪明了。在她眼里,"老头子比什么都重要"。马、母牛、羊、肥鹅、母鸡、苹果只是身外之物,多一个少一个不影响大局,抱怨不停则大伤和气,最后会失去丈夫,生活中就少了另一半。

第十章 我的位置在哪里
——离退休综合征

　　刘老个头不高,但身体健康,耳聪目明,精神矍铄,领导着一个近千人的大厂子,一点也不比战场上统率千军万马的将军差,上上下下没有一个人不服他、不敬他。

　　两年前,厂领导换届,刘老的厂长职务被年轻人取而代之,但厂方考虑到刘老的年龄和工作经验,又返聘他为厂里的技术顾问,但也只是一个虚衔。可刘老当领导当惯了,总是爱管事、爱操心,看什么不顺眼就多说几句,别人考虑到面子问题,当面不说什么,照样该怎么做还是怎么做,刘老只能干着急生气,回到家也总是闷闷不乐。更使刘老不能接受的是,很多人看见自己连招呼都不打,还在背后说长道短。刘老实在不能忍受,一赌气提前一年退休了。

　　就这么一年多的光景,刘老就完全变了个人,变得连他老伴都觉得有点不可思议——目光呆滞,脸色灰暗,腰也不直了,背也驼了,过去的精神态势一点也没有了,天天待在家里是足不出户,特别是最近,刘老的举止越来越奇怪,情绪低落到了极点,动不动就大发脾气。后来,干脆一个人跑到阁楼上住了。一天夜里,老伴半夜醒来发现阁楼上的灯还亮着,好像还听见老头子在和谁说话,老伴觉得很奇怪,半夜三更的谁会跑到阁楼上与他说话? 于是上去一看,发现老头子把孙女的几个布娃娃一会摆弄成这样,一会又摆弄成那样,嘴里还念念有词,好像在指挥工人们生产一样。就这样闹了大半夜,白天就萎靡不振了。

老年人在增龄的过程中,角色转换时期的适应和应对尤为重要,适应得不好就可能出现严重的身心问题。退休,就是老年人遇到的最主要的角色转换之一,转换不好可能导致离退休综合征。

退休的四个时期

面临退休,人的心理发展一般会经历下面四个时期。

1. 期待期

临近退休期,不同的老年人对退休的态度和心情往往是不相同的:自愿退休的人抱以期待的心情,而不愿退休或被迫退休的人则相反。

2. 退休期

这里的退休期,是指刚离开工作多年的单位或岗位很短暂的一两天时间。老年人这个时期的心理活动及其表现十分复杂,个体差异也较大。愿意退休的人心情舒畅;不愿退休而又不得不退休的人心情比较沉闷或易发牢骚、易动肝火。但不管哪种类型的老人,即便是愿意退休、对退休做好思想准备的人,一旦到了真要立刻离开工作多年的岗位,交出办公室抽屉或仓库钥匙,离开工作几十年的车间或机器,告别朝夕相处的战友或伙伴,留恋、惜别、痛楚、感慨等各种心情错综复杂，相互交织，难以言状。

3.适应期

观察和研究表明，很多老年人在刚退休的一段时间内，面对退休的重大变化，往往感到怅然若失或茫然，感到烦躁不安，产生厌倦、抑郁、焦虑等消极情绪，有的甚至还会发生一时性情绪问题和身心失调。这就是离退休综合征。这是退休老年人最难忍受的困难时期。但是，只要退休的老年人正视和认真对待这一时期，以积极的态度和振奋的精神培养多方面的兴趣，以新的丰富多彩的内容充实退休生活，一般经过一年左右的时间便能逐渐习惯或适应下来，转向稳定而新的生活秩序。

4.稳定期

经过一年左右的适应期，退休老人一般都能清楚地认识到退休就像一个人的出生、毕业、婚恋一样，是任何一个就业人员必经的时期，因而在思想认识和情感上都能比较冷静而客观地对待退休。与此同时，离退休老人逐渐建立了新的生活秩序，形成一套与退休角色相适应的生活方式。总之，不管原来对退休愿意与否、满意与否，经过退休期、适应期，总能逐渐习惯和适应，转而开始平静而稳定的退休生活。

离退休综合征

老年时期是我们人生"最后的驿站"，而这个时期一个最重要的问题便是退休。退休，许多国家都有明确的规定，男性 60 岁至 65 岁，女性 55 岁至 60 岁必须退休，即使在有些情况下有的老人会再就业(我国叫返聘),那与退休前的工作情形也是不可同日而语的。老年人退休后,离开了自己的工作岗位,放弃了社会角色,这一系列变化给老年人心理上造成了一定的影响。离退休综合征是指老年人由于退休后不能适应新的社会角色、生活环境和生活方式的变化而出现的焦虑、抑郁、悲哀、恐惧等消极情绪,或因此产生偏离常态的行为的一种适应性的心理障碍,在退休半年到一年这段时间多发。

离退休综合征是老年人常见的一种心理危机,也是老年痴呆的高危人群。据统计,约有 1/4 的离退休人员会出现不同程度的离退休综合征。

离退休综合征产生的原因

1.按部就班的生活模式被打破

许多老年人退休前把自己的人生重点放在工作上,将工作看作生命中不可缺少的部分。每天起来就忙着上班,生活有明确的目标,有具体的工作任务。退休后老年人的主要活动圈子就是家庭了。多数情况下,女性老人是家务活的主持人,男性老人配合做些工作,如采购、打扫卫生等。开始时男性老人常常不习惯,也不会干。因此,经常出些问题,夫妻容易闹小矛盾。男性老人又烦又恼,女性老人则觉得退下来后成天干些家务,重复又琐碎,比上班还累。如何安排自己的生活、建立新的生活模式是离退休后老人面临的一个主要问题。

2.社会地位或者权力的降低,导致心理落差

原来负责的干部退休后,由于社会角色、社会地位的明显变

化,不少人有"人走茶凉"的感受。要车不方便了,叫人难或没人叫了。如一个司局长到了 60 岁,该退休了。退了下来,就不是司局长了,过去门庭若市,求职者、盼提升者、亲朋好友等络绎不绝。现在他没有权了,只是一个普通老人了。于是,出现了一些负面情绪。

3.有强烈的为社会做贡献的愿望,但没有施展的舞台

我国人才市场提供给退休人员的就业渠道不多,许多老年人为社会服务的愿望被埋没。即使有些老同志到企业单位当顾问,到社会公益慈善机构、老年人活动中心做些力所能及的工作,但往往只是一个"虚职",没有得到重用,同时,还要面对新的环境和新的工作关系,也会产生一些不适。

4.生理功能衰退

随着年龄的增长,人的身体各组织器官逐渐衰老,机体机能减退。尤其是脑细胞萎缩凋亡,神经系统功能减退。同时,由于多数离退休老年人在职时,注意力集中在工作上,忽略了对身体健康的注意而积劳成疾,离开工作岗位后,疾病的隐患逐渐暴露。这些导致老年人机械记忆力减退、思维敏感度下降,出现情绪不稳、性格改变等。

5.个性类型

人的性格有外向与内向之分,外向性格的老人比较开朗、乐观,乐于与他人交往,对新情况适应快,他们一般会很快适应退休生活。内向性格的老人则不愿与他人交流,遇到不顺的事往往自怨自艾、无法解脱。

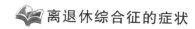 **离退休综合征的症状**

1.躯体症状

躯体症状主要有中枢神经系统症状,如头晕头痛、失眠多梦、眼前发黑、听力减退、手足多汗并发冷、面色潮红或苍白。患者还常伴有软弱无力、关节疼痛、四肢颤抖或麻木、皮肤瘙痒等,但到医院检查又无阳性体征。

2.心理症状

心理症状是离退休综合征的核心症状,主要表现为无力感、无用感、无助感和无望感。

(1)无力感。随着年龄的增长,老年人的各种生理和心理功能都在下降。有的老年人虽然口头上不愿意承认自己已经老了,但内心深处对此是深有感触的。对于自然规律的作用,他深感自己无能为力,难以抗拒。同时还存在着另一种无力感,使老年人心情备感沮丧。很多老年人觉得自己虽然还有工作能力,但社会要新陈代谢,要让位给年轻的一代,他的退休,实际上是一种牺牲,这种心情在许多老年人中都存在着。

(2)无用感。老年人退休以后,紧随着无力感的是无用感。退休前,不少老人负责部门工作,有的人事业正处于顶峰,退休以后,这些都化为乌有。这从人生观来看,老年人会觉得自己"失败"了,几乎成为"废人"。由有用转为无用,这个反差是如此之大,让人有种从山顶上、云端中跌落到地上的感觉,无用感占据了老年人心理中的绝大部分。

(3)无助感。老年人退休之后,大多也离开了原来的社会圈子,朋友少了,社交圈窄了,很多时间是单独待在家里,这使他既感孤独又觉无助。孤独感和无助感,又使老年人产生不安全感。过去所熟悉的那一套生活模式,退休后全不适用了,他得为自己设计、建立一整套新的生活模式,他要结交新的朋友,做他过去不熟悉的事情,然而又缺少人来帮助他。凡是不熟悉的、未经历过的东西都容易让人产生不安全感和无助感,就好比一个刚刚学会走路的孩子失去了扶持又突然来到一片黑暗中一样。有的老年人在退休以后突然衰老,与此有很大关系。老年人必须像小孩子学走路一样,冲破重重阻力,才会开始新的生活,从而度过愉快的晚年。

(4)无望感。上述三种症状:无力感、无用感和无助感,都容易导致退休后的老人产生无望感。如果再加上身体功能的衰退、疾病的不断增加,有的老人简直感到自己已经走到了生命的尽头,油尽灯枯了。

养老金死亡

养老金死亡是德国语言中的一个术语,指的是世界上许多男性在进入领养老金阶段时,却出乎意料地不久就死亡的情况。其原因可能是大多数男性把自己与工作联系在一起,退休后失去了工作就等于失去了自己、失去了人生的目标、失去了身心健康、失去了经济独立,特别是失去了与家庭社会的联系,情绪压抑、苦闷、悲观,把自己关起来不出门,越这样就越失去生活的勇气,甚至停止了作为一个人的真正的生活。这时候,实际上死亡就已经开始了,或者说已经是部分死亡的活死人了。

易患离退休综合征人群

1.平素工作繁忙、事业心强、好胜而善争辩、严谨和固执的人

因为他们过去每天都紧张忙碌,突然变得无所事事,这种心理的适应比较困难。相反,那些平时工作比较清闲、个性比较散漫的人反而不容易出现心理异常反应,因为他们退休前后的生活节奏变化不大。

2.退休前除工作之外无特殊爱好的人

没有兴趣爱好的老人退休后失去了精神寄托,生活变得枯燥乏味、缺乏情趣,心情抑郁。而那些退休前就有广泛爱好的老年人则不同,工作重担卸下后,他们反而可以充分享受闲暇,有更多的时间放在自己的爱好上,从而使生活过得有滋有味,自然不易出现心理异常。

3.不善交际,朋友少或者没有朋友的人

不善交际的老年人退休后经常感到孤独、苦闷,烦恼无处倾诉,情感需要得不到满足;相反,老年人如果善于结交新朋友,心情开朗,消极情绪就不易出现。

4.退休前拥有实权的领导干部

因为这些人要经历从前呼后拥到形单影只、从门庭若市到门可罗雀的巨大心理落差,的确难以适应。有心理学者曾对某市 20 位同一年从处级岗位上退下来的干部进行追踪调查,结果发现,这些退休时身体并无大碍的老年人,两年内竟有 5 位去世,有 6 位重病缠身。

📖 快乐退休

1. 做好离退休前的心理准备

随着退休时间的接近，老年人可以初步设想今后的生活，渐渐淡化职业意识，增加与离退休生活相近的内容；有条件的老年人可根据自己的人生阅历、生活习惯和个性特点，预先选择适合自己的离退休生活模式；也可与以前的老同学、老同事或是志同道合的朋友加强联系，为丰富退休生活与寻找新的社会情感支持系统做准备；还可以根据自己的性格特点，开始培养有益身心健康的兴趣爱好，如书法、画画、钓鱼等，并选择一两种轻松的体育活动，如太极拳、门球等。

2. 退而不休，老有所为

离退休老人可以充分发挥余热，积极参加社会活动。有三种形式可以实现老有所为：(1)发挥原有专长，继续为社会贡献余热，如为有需要者充当技术顾问或提供技术服务；(2)根据实际需要，从事个人感兴趣的、力所能及的社会活动或公益服务，如有些老人头戴红帽子，身穿红马甲，吹着小哨子，穿梭于街头"管闲事"："请遵守交通规则，不要闯红灯。""您好，请把垃圾放进垃圾箱里，不要乱丢。"全国政协原主席李瑞环卸任后，醉心于京剧曲目的改编，所得的稿费他悉数捐出，资助贫困大学生；(3)体贴子女，承担力所能及的家务劳动。

国外老人的退休生活

世界各国风俗习惯、文化氛围、经济状况各有不同，故而各国退休老人的生活志趣亦不相同。

美国：老人退休后，最乐于做力所能及而又有所寄托的社区义工的工作。另外，他们仍然不改爱冒险的习惯，喜欢出门旅游，满世界地跑，在旅途中感受大自然和生命的搏动。

英国：老人退休后仍有创新精神，除了参加志愿性的工作外，有的还开创新事业，做些力所能及之事，如开咖啡馆、小饭店或做企业顾问、办咨询公司等。他们还有一种流行嗜好：写作。以积极的方式丰富自己的退休生活。

法国：年龄再大亦不服老，最忌被人看作是需要照顾的人。他们除了自娱自乐外，都争着参加一些社会公益活动，特别乐于为中小学生提供无偿辅导。

日本：退休老人既注重充实自己，又很关注整个大家庭。除了日常保健和文化娱乐活动，不少人还上老年大学和参加社区活动，与社会团体保持密切联系。

波兰：老人富有学习热情，为了适应社会，他们渴求学习新知识，如电脑、音乐、外语、写作等。

加拿大：老人们退休后一般不从事社会工作，而是非常喜爱过悠闲的田园生活。乡村小别墅是老人的晚年归宿，平日常去庄园田间喂养牲畜和种植花草打发时光。

新加坡：该国退休老人一般不太看重发挥余热。他们退休金较高，足够日常生活开销，同时，子女们又多不愿意退休父母再操劳。所以在新加坡，大半退休老人都乐于过悠闲的生活。

3.消除自卑感

人老身体状况差，退休使得其原有的社会地位发生了改变，老年人不适应目前重新担任的社会角色,认为自己"树老根枯""人老珠黄",进而产生"不中用""心有余而力不足"等自卑感。老年人要认识到退休不是生活的结束,而是人生第二个春天的开始,是一种新生活的开端。人生在世并不是只在工作岗位上做贡献,在家庭中也可有所作为。一个人辛苦工作了几十年,对家庭生活几乎没有什么照顾,退休在家趁自己身体还好,可以为家庭尽自己的一份义务。有了这样的认识,就可以缓解或消除自卑了。

4.生活起居有规律

退休老年人,因为摆脱了忙碌的工作,进入一个轻松自由的休养环境,生活会变得不规律。规律的生活对人的身心健康十分重要,老年人也不例外。所以,退休后的老年人也需要给自己安排一个切实可行的作息时间表,将生活安排得井井有条,这样有益身心健康。

5.构建离退休后社会支持系统

社会支持系统是指以家庭成员和社会关系构成的心理支持体系。首先,夫妻关系,老夫老妻虽没有初婚时的激情,但却是离退休后的最佳伙伴。夫妻互敬互爱,对防治离退休综合征作用巨大。其次,家庭成员关系,在希望得到晚辈如子女和孙辈关爱的同时,应多关心体谅晚辈,以获得晚辈的支持。最后,重视社会关系,多与亲戚朋友联系,以便在自己遇到困难或心理困惑时能得到更多的帮助。

6.药物或心理治疗

对患有严重的焦躁不安和失眠等离退休综合征的老人,必要时可在医生的指导下适当服用药物,以及接受心理治疗。

总之,衰老是不以人的意志为转移的客观规律,退休也是不可避免的,这既是老年人应有的权利,是国家赋予老年人安度晚年的一项社会保障制度,同时也是老年人应尽的义务,是促进职工队伍新陈代谢的必要手段。"退休不是人生的终点,而是人生道路上的一个驿站",是新生活的开端,应该重新安排自己的工作、学习和生活。

古人称退休为"致仕",也叫告老还乡。古语说"无官一身轻"。相传一宰相告老还乡后自书一门联曰:"粗茶淡饭布衣裳,这点福让老夫消受;齐家治国平天下,那些事由儿辈担当。"那种脱掉官服、离开朝廷、恬淡轻松、自得其乐之情流露无遗。

宋太宗年间,时任苏州太守的孙冕在告老还乡的奏折中写诗明志:"人生七十鬼为邻,已觉风光属别人。莫待朝廷差致仕,早谋泉石养闲身。"孙冕当时不过六十多岁,已觉体力不支,风光不再,来日无多,等不到朝廷批准,急于回乡村山石泉边享受闲散自适的退休生活。

清代名人李渔,晚年由南京移居杭州西湖之畔,自题楹联一副:"繁冗驱人,旧业尽抛尘世里;湖山召我,全家移入画图中。"上联写在朝为官,繁杂公务缠身,苦于案牍劳顿。如今"尽抛",何其轻松。下联写西湖美景,怡情养性,举家迁入,如在画中,寄情山水的喜悦之情溢于言表。

陶渊明的《归园田居》是反映古人退休生活的名篇:"少无适俗韵,性本爱丘山。误落尘网中,一去三十年。羁鸟恋旧林,池鱼思故渊。开荒南野际,守拙归园田。方宅十余亩,草屋八九间。榆柳荫后檐,桃李罗堂前。暧暧远人村,依依墟里烟。狗吠深巷中,鸡鸣桑树巅。户庭无尘杂,虚室有余闲。久在樊笼里,复得返自然。"
描述了诗人离开官场后如鸟出笼、鱼脱网、去忙就闲、兴高采烈、自由欢快的心情。陶渊明是真正能领略自然之趣、能从田园生活中获得心灵安适的诗人和哲人。

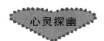 **您的心理衰老了吗?**

指导语:

为了帮助老年人准确判断自己的心理是否衰老,心理学家提供了一些自我测定的方法。下面就是一组心理衰老的自我测试,老年朋友可以试一试。请您根据自己的最近情况,以"是"或"否"来回答每一个问题。

您不必过多思考,好,现在就开始。

1. 即使戴了眼镜也看不清东西。　　　　　　　　　　　(　　)

2. 没有一个年轻的朋友。　　　　　　　　　　　　　(　　)

3. 不喜欢看报刊中"智力园地"类内容。　　　　　　　(　　)

4. 不能一下子说出"水"的 5 种不同用途。　　　　　　(　　)

5. 别人和您讲话,必须凑近耳朵大声讲才行。　　　　　(　　)

6. 不能一下子顺背 7 位数或倒背 5 位数。　　　　　　(　　)

7. 做事不能坚持到底。　　　　　　　　　　　　　　(　　)

8. 看到小说中有关爱情的描写一扫而过。　　　　　　(　　)

9. 害怕外出。　　　　　　　　　　　　　　　　　(　　)

10. 在 2 分钟内不能从 100 开始连续减 7 直至减到剩 2。

(　　)

11. 喜欢一个人静静地坐着。　　　　　　　　　　　(　　)

12. 不能想象出天上的云朵像什么。　　　　　　（　　）

13. 常常和别人争吵。　　　　　　　　　　　　（　　）

14. 吃任何东西都感到味道不好。　　　　　　　（　　）

15. 不想学习新的知识和技能。　　　　　　　　（　　）

16. 常常把一张立体图看成是一张平面图。　　　（　　）

17. 不喜欢下棋这类动脑筋的游戏。　　　　　　（　　）

18. 总以为自己比别人高明。　　　　　　　　　（　　）

19. 以前的许多兴趣爱好现在都没有了。　　　　（　　）

20. 记不清今天是几号，明天是星期几。　　　　（　　）

21. 钱几乎都花在吃的方面。　　　　　　　　　（　　）

22. 老是回忆过去。　　　　　　　　　　　　　（　　）

23. 常常无缘无故地生闷气。　　　　　　　　　（　　）

24. 不喜欢听没有歌词的音乐。　　　　　　　　（　　）

25. 喜欢反复讲一件事。　　　　　　　　　　　（　　）

26. 看了书、电影、戏剧后，回忆不出内容。　　（　　）

27. 别人的劝告一点听不进。　　　　　　　　　（　　）

28. 对未来没有计划和安排。　　　　　　　　　（　　）

29. 常常看错东西或说错话。　　　　　　　　　（　　）

30. 走路离不开拐杖。　　　　　　　　　　　　（　　）

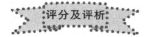

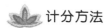 计分方法

回答"是"计 1 分,回答"否"计 0 分。将 30 道题目的得分相加,就是您做该测验最后的总得分。

得分评析

10 分以下:您的心理基本未出现衰老,继续保持规律生活及良好的精神状态。

10～15 分:您的心理有点衰老症状,应该注意自己的身体和心理状况。

16～20 分:您的心理比较衰老。要改善这种状况,除治疗躯体疾病外,还应多注意饮食起居,让生活规律,保证充足睡眠,增加营养,经常活动。

21～25 分:您的心理很衰老,但不必灰心丧气。应该保持好奇心,不轻易言老、服老,勇于接受新思想、新观念。

26～30 分:您的心理衰老严重,但不必失望,只要进行积极的心理调适就能延缓心理衰老。

第十一章　此情可向谁倾诉
——丧偶综合征

　　一个老翁的妻子死亡以后，他日夜守候在妻子的墓前。时值三伏，他怕妻子在下面受不了，就不停地往坟上浇水；下雨了，他又用树叶盖在坟上，说是怕妻子淋着……

　　68岁的陈老太太对老伴百依百顺。但三年前丈夫猝逝。起初她并没有强烈的哀伤情绪。半年后，开始出现种种不适，但却查不出有何明显的病症。后来，陈老太太越来越悲伤，整天沉溺在和老伴以往的时光中……

　　常听那些孤苦守候在暮年的空巢老人声声叹息："先走的人真幸福，真幸福啊！"是啊，先行一步走向另一个世界，带着夫妻一生的爱，带着配偶对自己丝丝入微的体贴，带着病榻临终前那声声许诺，幸福地走向新的世界。这样的先行者真让他/她的另一半羡慕不已。

丧偶综合征

扬州瘦西湖中有一座鹤墓。传说有一对白鹤相厮相守,永不分离,一天,有一只白鹤不幸死去,另一只白鹤便不吃不喝,哀鸣而死。"虽非同年同月同日生,只求同年同月同日死",这是相濡以沫一生的老年夫妻的共同愿望。所以,当风雨同舟几十年的老伴突然去世,必定会对另一方造成严重的心理创伤,甚至出现丧偶综合征。丧偶综合征就是指人突然失去终身伴侣所产生的适应性障碍。空巢老人丧偶,可谓是人生的最大不幸,对老年人无疑是最沉重的打击。

丧偶综合征的表现

某位哲学家说:"人生本来是要伴侣的,如果夺走他的伴侣,把他隔离起来,他的思想就会失去常态,性格就会扭曲……"空巢老人丧偶绝不只是失去相依为命的伴侣,更主要的是丧失了心理上、情感上、精神上的支柱。儿女虽是他们的至亲,但终究已经是非常独立的个体,有了自己的家庭和生活,这会使老人们从内心里拉开与儿女们的距离。所以,空巢老人丧偶后,很多患上丧偶综合征。日本一项调查发现,孤独生活的男性要少活 12 年,女性要少活 5 年。

1.心理方面

丧偶的空巢老人往往沉默寡言、神情淡漠、注意力不集中、对周围事物不感兴趣等。这些症状多数人在一段时间后逐渐好转、消失,但也有少数人在较长的一段时间内仍饮食无味、夜不能眠、面黄肌瘦、呆木迟钝,迅速变得苍老,甚至产生厌世心理而自杀。

2.生理方面

丧偶可能导致健在的空巢老人患高血压、冠心病、糖尿病、溃疡病等多种"身心疾病"或加重病情,并因免疫功能低下而发生感染性疾病,甚至出现"夫妻癌"。有调查表明,在1000对老年人夫妇中,发现一方患癌症死亡后,另一方因思念、孤独、抑郁而最终也患癌症死亡的约占1/3。

老人丧偶综合征症状程度可以相差很大。就死者的死亡原因而言,如果是久病卧床、备受疾病折磨的慢性病,那么,无论对死者和居丧者,都可以说是一种"解脱",故症状较轻;如死者死于急病或意外事故,则对另一半的精神打击很大,症状也较重;就居丧者的性格而言,如果是"乐观者",心胸坦荡豁达,能面对现实,遇到挫折时"想得开",症状就比较轻;如果是"悲观者",不善于正视现实,不能接受"天下没有不散的宴席"这句富含哲理的名言,往往陷入终日怀念过去的小圈子里,难以自拔,症状往往很严重。

丧偶老人心理发展四阶段

1.自责阶段

与老伴洒泪告别之后,总觉得对不起逝者,甚至认为对方的去世是自己关照不够造成的。于是,精神恍惚,心理负担沉重,吃不下饭、睡不好觉,在言行上还会出现一系列反常现象。

2.怀念阶段

伴随老伴逝世时间的延长,生者在剧烈的情感波涛稍稍平息之后,会进入一个深沉的回忆和思念阶段。在头脑中经常出现老伴的身影,回想共同生活的经历,时而感到失去他/她之后,自己是多么的凄凉和孤寂。

3.颓废阶段

由于不能适应孤独寂寞的生活,因而丧失了生活的情趣,颓废而不能自拔。

4.平静阶段

在亲朋的关怀和帮助下,自己终于领悟了"生老病死乃无法抗拒的自然规律"这个道理,能正确面对现实。于是,理智战胜了感情,身心渐渐恢复了常态,开始了全新的生活。

丧偶的良药——再婚

再婚有益身心健康

丧偶的老年人择偶再婚,不但能在生活上相互依赖、相互体贴,更重要的是精神上的互相沟通和慰藉,这样在心理上能达到平衡,精神上也可以放松。再婚是丧偶老人的心灵良药,有益于老年人的健康长寿,能使老年人愉快、幸福地度过晚年,享受人生的最后阶段。

再婚与健康长寿

国内外资料已证实,再婚老年人比丧婚后未婚的老年人,延长寿命8~10岁。瑞典调查丧偶男性14418名,女性329346名,丧偶后1年中死去的鳏夫9518名,寡妇9048名;丧偶头三个月鳏夫的死亡危险率增加48%,寡妇为22%;鳏夫10年内的死亡概率比有偶者高两倍。美国加利福尼亚大学调查45~54岁人群中,23%的独身男性10年内死亡;而同龄有妻的男性只有11%的人死亡。这一年龄段独身女性有7.2%在10年内死亡,而同龄有夫的女性仅有4%死亡。

首先,新老伴可以共同分享、追忆生活的往事、喜怒哀乐,这样可以排除内心的烦恼、焦虑、苦闷、抑郁,使内在的情感与外界的刺激达到平衡。

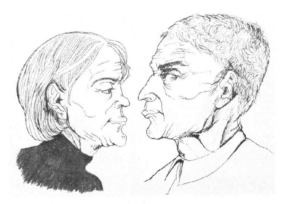

其次,有人陪伴度日可以消除孤独。白天做些两个人都感兴趣又对社会有益的事,晚上一起听音乐、看电视,夜深人静时互相体贴、安慰。这样,平时生病时有人照顾,又给生活带来了乐趣。

> 伴侣和婚姻生活对老年人来说,有着非同寻常的意义。

最后,可以满足老年人的性的需求。人们常常错误地认为老年人没有性生活能力,不会再有性要求,一些老年人也默认这些错误观念,不再择偶结婚。不可否认,性功能随着年龄增长而减退,但不会完全消失。性医学一再研究表明,性活动是人类生命活动最基础的内容之一,也是老年人不可剥夺的权利。一项调查研究发现,68岁老人中,80％的人对性生活有兴趣,70％的人性生活活跃;78岁的老人,25％的人性生活仍然很活跃。

此外,不少老年人还认为恋爱结婚使他们找回了自信,生活更有活力,皮肤也变得光洁,有返老还童的感觉。

老人再婚四大障碍

俗话说:儿孙满堂,不如半路夫妻。再婚可以提高老年人生活质量,但却存在许多障碍,这些障碍使得老人在再婚上顾虑重重,患得患失,压力重重,对再婚变得非常消极。有人用"思前""想后""左顾""右盼"来形象描述老年人再婚需克服的四大障碍。

思前——前老伴的阴影。对原来的生活伴侣心存深深的怀念,不由自主地把现在的配偶和以前的配偶进行对照。"我原先的老伴对我真是体贴,嘘寒问暖,而现在的这个就知道数落我抽烟。""您介绍的人是不错,但我孩子他爸是个正处级的国家干部,他才是个普通工人。"老年人独身前一般都和原配偶有深厚的感情,难免要把对方和前任进行比较。对前夫前妻的眷恋是老年人追求幸福时的第一个障碍。

想后——身后事的忧虑。老年人找老伴时相当看重对方的健康条件,"我总不能找个浑身是病的吧,这不给自己找麻烦嘛!""我前任老伴就走在我前头了,如果他/她又走在我前面,让我怎么活?"有这种思想的老年人挺普遍。但问题是,人到老年,身体总是容易有这样那样的毛病。

左顾——子女的因素。"我没了老伴,但还有儿女,到走不动的时候,他们要给我养老送终。可一旦再婚,就出了这家门,不是这家人了。万一新找的老伴又没了,我哪还有脸回去找儿女们?"已经守寡7年的吴阿姨解释她至今独身的原因,虽然才60出头,但她已经决定剩下的时间一个人过了。很多丧偶老人的子女往往对父母的再婚不支持甚至百般阻挠,这就直接导致很多老人一考虑到子女,对再婚就望而却步了。

右盼——钱的问题。甭管多深的感情,一旦涉及金钱问题,立刻翻脸。有对老年再婚夫妻,结婚8年了,感情一直很好。两人还合伙买了房子,老头掏钱买房,老太太掏钱装修。老两口商量,百年之后这房子归谁啊?老头说我买的房子当然归我的儿女,老太太说我还掏了装修钱呢!老头说,那好,我把你那份还你!老太太一阵心寒。就这样,子女们还没说什么,两个老人先吵起来,结果可想而知——劳燕分飞。

此外,社会舆论也给老年人再婚制造了障碍。有些人认为恋爱、结婚是年轻人的专有名词,老年再婚是耻辱的;有些人认为老年人再婚不符合我国国情;特别是有的老年人与年龄比自己小的中年寡妇结婚,社会舆论的压力更大,高龄老人要求再婚,更倍受争议。另一方面,社会缺乏为老年人恋爱、结婚服务的咨询机构和专家。即使有不少婚姻介绍所,也大多数是面向年轻人的。

勇敢跨越再婚三道坎

再婚有利于老年人的身心健康,但有调查却表明,我国60岁以上老年人中,无配偶的达35%,其中有再婚意愿的达37.6%,但真正再婚的只有 6.9%。老年人为了让自己能过上温馨而满意的婚姻生活,至少要跨越思想观念、儿女财产及婚后生活适应的三道坎。

第一道坎:思想观念。

虽然现代中国社会已经很包容,但仍有不少人对老年人的黄昏恋持有偏见,认为只要儿女孝顺、子孙满堂便是老年幸福生活的全部内涵。所以,在谈论起再婚时,不少老人会自己给自己泼冷水:"都这么一把年纪了,还谈什么恋爱,结什么婚!"再婚怕说不正经。其实,老年人要认识到,"黄昏恋"不是什么"见不得人"的事情,而是老人正常的心理需求,单身老人和年轻人一样享有谈恋爱的权利。所以,老人完全也可以有"月上柳梢头,人约黄昏后"的浪漫。如果在生活中遇到自己心仪而又两情相悦的人时,一定要珍惜。两个人能够相遇、相知、相爱、相守是多么难得的情缘。哪怕携手只在黄昏期,同样也是美丽的,值得人们珍惜。

我国著名的散文家冯亦代在 80 岁高龄时与 68 岁的黄宗英结为伉俪。两人相依相伴,互慰互勉,琴瑟和鸣,造就了中国文坛的一段佳话。黄宗英说,她和冯老婚后像生活了几十年的老夫妻一样,过着安静幸福的生活。

婚后,两人在爱情的激励下,事业有了进一步的拓展。他们共同为《新民晚报》开专栏,佳作如醑茶似清泉,时奉读者。在黄宗英的大力操持下,1999 年《冯亦代文集》5 卷得以出版。而黄宗英也参加了《望长城》《小木屋》等多部电视纪录片的拍摄。他们共同认为"七十岁以后结婚的一年顶十年"。

第二道坎:儿女关系及财产问题。

恋爱是两个人的事，结婚就是两个家庭的事了。虽然很多年轻人并不反对黄昏恋，可一旦自己的父母涉及黄昏恋时，有相当一部分人就不见得能够真正接受了。如一位老太太就再婚问题

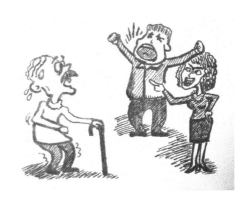

征求儿女意见时，两个儿子毫不客气地说："妈妈怎么能丢下我们，去和一个素不相识的老头生活呢？这是对我们母子感情的亵渎！再说，您这样做，怎么对得起我父亲的在天之灵啊？"女儿也劝她："您抚养我们不容易，我们会好好孝敬您的。您若再嫁，岂不让我们背上个不孝的罪名？"因此，老年人再婚，应该与儿女坦诚相见，把自己的真实想法告诉他们，向儿女表达出自己在恋爱前后的内心变化，与他们多交流沟通，达成共识。如果担心子女提出异议和疑虑，可以慢慢交流、渗透。

其实，子女反对再婚的原因除了感情和面子的因素外，最主要的是家庭财产的继承人以及老年人的赡养责任等问题。最好的办法是事先就交流和沟通。不但两位老人要沟通好，还要与双方的子女沟通好，要考虑双方子女的感受及合理要求。如果有必要，可引入双方都信得过的第三方（好朋友、公证机关等）参与或做公证。

第三道坎：婚后生活适应。

当一些老人"排除万难"勇敢走进再婚殿堂喜结良缘后，却常常守不住这份来之不易的真情，纷纷闹起"婚变"。一项调查显示：全国 60 岁以上的老人中，再婚后的离婚率高达 $70\% \sim 80\%$。的

确,黄昏恋与年轻人恋爱有太多不同,因为老年人所面临的实际问题远远多于年轻人。所以,黄昏恋的磨合期有可能比年轻人更突出,婚后的生活适应更艰巨。

老张今年 76 岁,3 年前老伴患肺癌去世,儿女都已长大成人,各自都有温暖的小家庭。老伴在世时,老张总是乐呵呵的,但自从妻子去世后,他好像变成了另外一个人,以往的笑容没有了,甚至见了熟人也懒得说话。孩子们担心他窝出病来,托朋友做工作,给他又找了个老伴。新老伴 68 岁,是一位退休工人,心直口快,老张脸上又恢复了往日的笑容,老俩口常常相偎着去买菜、遛弯儿。

然而,这样的好日子没有过多久,大约半年后,老张的新老伴毅然和他办理了离婚手续。孩子们问爸爸原因,他说嫌新老伴爱唠叨,经常让他生气。而新老伴则委屈地说:"好心好意让老张少喝点儿酒,少抽点儿烟,还不是为了他的身体着想,可他不但不领情,还发脾气,不识好歹,太不尊重人了!"弄得做儿女的也不知如何是好。

天意怜幽草,人间重晚晴。老年人从开始恋爱到喜结良缘再到扶持相守,其间的挑战和难度堪比旅途中的跋山涉水。老年人要做好心理调适,适应再婚生活。

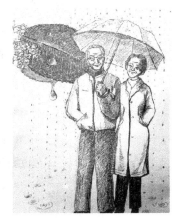

1.一旦成婚别动心

陌生人结为夫妻不容易,在相处和生活中,只能补台不能拆台。婚后遇到各方面条件再好的人,也不能见异思迁,更不能轻言分手,否则会给对方心理上、精神上造成严重伤害和折磨,还会造成各种不良后果。

2.重感情,忌凑合

不少男性老人找老伴的动机就是想找个"保姆",再婚后要求对方为自己做饭、洗衣、捶背、陪同聊天、陪自己上医院,可对方有点要求,身体有个病痛什么的则不管不问。不少女性老人找老伴的动机则是"找个靠山养活",如刚迈入 60 岁的黄老太最近喜结良缘,她坦言:"我结婚就是为了有个住的地方。"她的结婚条件中也只几个字:"给我个窝。""合得来,一起过;合不来,就散伙"成了他们的信条。一旦某方面要求不能得到满足,婚姻就难以维持。这种不讲爱情的凑合婚姻,生活中难以合拍,更不会善始善终。婚后的路还

> 黄昏恋也需要感情基础,婚姻的路,不能论长短。再短的一条河,没有协调运作的双桨,爱情之舟也划不到彼岸。老年人再婚,也要讲究灵犀相通、志趣相投。

长,只有以爱情为基础,并不断巩固爱情,发展感情,才能平平安安、恩恩爱爱,走完人生最后的幸福旅程。

3.相互宽容,相互适应

老年人都有不同的个性、爱好,再婚后应当了解对方的心理特点,正确对待对方的个性和生活习惯,相互理解和宽容。不要用自己的价值标准来衡量对方,而是尽量调整自己的观念,尊重对方的性格和兴趣爱好。所以,老人应该放弃诸如"对方应该如何"的想法,降低要求、换位思考。在想要对方适应自己的时候,首先试着

从我做起,先去适应对方。尽量多看对方优点,少看缺点,与对方一起活动,增加共有时间。双方互敬互爱、互让互谅,才能创造幸福美满的晚年生活。

4.克服怀旧心理

再婚老年人由于怀念原配偶,再婚后不由自主地把现配偶和原配偶进行对照。这样的对照往往缺乏理性,很容易以现配偶的不足与原配偶的优点相比。所以,面对新的伴侣,心理上还很难完全彼此相容。于是,彼此或多或少地存有戒备心理,经济生活中怕自己吃亏,感情生活中难以彻底投入。这种戒备心理对再婚生活非常不利。因此,再婚老人应当遗忘前夫或前妻的事和物,不要老是回忆往事,要把精力集中到现在和将来的家庭生活中。

5.要信任,忌猜疑

猜疑是老年人再婚的大敌,只有互相尊重、互相信任,才能在彼此之间架起心灵沟通的桥梁,使感情之花不谢、爱情之树常青。俄国作家列夫·托尔斯泰曾经说过:"夫妻必须互相尊重,而不是互相地拴心链子。""爱人不疑,疑人不爱。"你既然爱上对方,就不要无端地猜疑对方。相互信任、相互尊重,做到"长相知,勿相疑",才能缔造幸福美满的婚姻。

李教授和张教授是一对再婚老年夫妻,他们都在痛苦中失去了亲人,所以非常珍惜这次晚来的幸福。黄昏时候,两位老人总会牵着手漫步于江边,谈工作、谈生活、谈理想。在生活上,他们相濡以沫、体贴入微,李教授为了让老伴集中精力搞好科研,牺牲了不少娱乐和休息的时间,包揽了全部家务活。因为他朋友多,社交广,信息也灵通,一有时间就帮助老伴的公司联系业务。还常常趁出差的机会买些老伴最喜欢的绘画用品、绘画作品送给她。两个人在事业上相扶相助,使各自的事业达到了人生的最高峰。

两个再婚的人,却能够生活得如此温馨,令他们的同事与朋友都很羡慕。可是当他们携手走过一段美好时光之后,家庭矛盾出现了。家庭财产处理的不当及教子方式上的分歧引发了一系列的问题:有一次,邻居向李教授借了4000元钱急用,不久邻居还钱给李教授时,赶巧李教授不在家里,于是就把钱给了老伴张教授。但是事后老伴忘记把还钱的事告诉李教授。李教授便非常生气,认为与之相濡以沫的老伴在偷偷地隐匿家庭财产,一定另有企图,这是个很危险的警钟。他开始猜疑起老伴来。

一旦夫妻之间失去信任,家庭矛盾也会越来越多,最终纠缠成为一个死结。终于张教授拿走了家里的存折、现金、债券和户口,他们两人的婚姻走向了终点站。两个人在财产分割上互不相让,以致反目成仇、对簿公堂。结果一场没完没了的官司,让这对教授夫妇大伤精力,落得个两败俱伤的境地。

憔悴不堪的李教授悲痛万分地对人们说:"好不容易找到一个老伴,事业上可以帮助我,日子也过得很滋润,现在却闹到这等地步,真是不值得啊!唉,都是猜疑害了我们。"

6.适当的性生活

有些老年人自己认为人生的美好时光已过,再婚只不过是找个老伴过日子就可以了。这种认识忽视了婚姻中的性爱,是片面的、错误的。性生活是没有年龄界限的,性爱是感情的需要。老年人适当的性生活可以给人以幸福、快乐与满足,对身心健康非常有利。有些老年人再婚后不幸福,有的以离婚而告终,其原因是缺乏应有的性爱所致。性虽然不是婚姻的全部,但它是婚姻的重要内容,若无情爱和性爱,谈不上婚姻。

7.同等对待婚前各自的子女

双方老人大都有各自的家庭和子女,而子女对继父或继母往往有一种自然的排斥心理,如处理不好会直接影响再婚后的家庭关系。这就要求老人对双方子女要一碗水端平,视对方子女如亲生,并注意协调好双方子女之间的关系,让他们像亲兄弟姐妹一样相处,尽到父母的职责,在生活上、经济上、感情上对他们一视同仁。

专题　"夫妻癌"

"夫妻癌"是指夫妻两人几乎同时或先后患了癌症,患病部位可以相同,也可以不同。"夫妻癌"近年有增多的趋势,以 60 岁以后最多见,年纪越大发病率越高。

一位 65 岁的老先生不幸患上肺癌,他的老伴天天陪伴在他的身旁。老先生先做放疗,后做化疗,副反应不小。老伴看在眼里,疼在心中。后来老先生病情恶化,生命危在旦夕,老伴急得整天以泪洗面。虽然经过一年多的治疗,但老先生终因癌症发现晚、失去了最佳治疗机会而病逝。老先生患的是肺癌,与他 40 多年的吸烟史不无关系。谁知半年以后,他的老伴居然也被查出患有肺癌,幸亏已有前车之鉴,发现得较早,才得以手术切除,至今 5 年多,未见复发。

"夫妻癌"与遗传没有关系,且癌症本身也不会传染。一般认为,"夫妻癌"的祸根是不良的生活方式、不健康的生活环境、消极悲观等不良心态。首先,夫妻长期在一个锅里吃饭、一张床上睡觉,彼此互相形成"同化"了的生活方式与生活习惯。一些不良的生活习惯,常常是夫妻共有,或者一方有之,另一方受到"株连"。妻子口味偏咸,其烹调的菜肴必然盐重;丈夫吸烟,妻子就会被动吸烟而受害;等等。其次,不良的室内、室外环境使夫妻双方有机会接触相同的致癌因素,如居住在有放射源的污染环境,容易导致脑瘤。最后,人的不良情绪如焦虑、忧郁等,会增加癌症的发病率,而这种情绪在夫妻之间很容易感染。

"夫妻癌"关键在于预防。为了防癌和延年益寿,夫妻双方应增强自我保健意识,建立科学、健康、文明的生活方式,养成良好的生活习惯。首先,调整膳食结构,戒除不良嗜好:不常吃高脂肪食品及甜食;少食盐腌、烟熏、油炸、火烤和含食品添加剂的食物;不吃霉变食品;不大量饮酒,尤其不饮高度酒;不吸烟,远离吸烟环境;多食绿色蔬菜、豆类食品及新鲜水果、高蛋白食物(瘦肉蛋类鲜乳)等。其次,夫妻双方应努力成为彼此的健康卫士,彼此督促,当一方发现癌症时,另一方一定不要迁就其不良的生活习惯并改正。

世界卫生组织的防癌菜单

1.多食草莓、葡萄、樱桃等水果。理由:瑞典科学家验证,这些水果中含有丰富的排毒物质,有利于清除血液中的致癌物质。

2.每周生吃大蒜2次。理由:能显著降低胃中亚硝酸盐的含量,减少亚硝胺合成的比率;且含有微量元素硒,能促进处于癌变前期的细胞回归正常分裂。资料显示,常吃大蒜者的胃癌发病率比不吃者低50%。

3.常吃洋葱、花椰菜、卷心菜、洋白菜。理由:洋葱含有栎皮黄素,能阻止癌细胞生长,常吃者比不吃者癌症发病率低25%。常吃花椰菜等能减少结肠癌与乳癌发病率50%。

4.多吃鱼。理由:鱼富含脂肪酸,能杀灭癌细胞。

5.每天1杯绿茶。理由:绿茶富含抑制亚硝酸及其他致癌物的成分茶多酚等,通过分解致癌物而收到防癌之效。

6.多吃胡萝卜、番茄。理由:胡萝卜富含维生素A,缺乏者癌症发病率为正常人的2倍多;番茄则为番茄红素的富矿,对于抑制乳癌、胃癌、肠癌、前列腺癌有益。

7.常吃大豆。理由:富含异黄酮,可断绝癌细胞营养供应,饿死癌细胞。有资料为证:日本女子乳癌发病率仅为美国人的25%,膀胱癌发病率仅为美国人的20%,即归功于日本人爱吃豆制品。

8.多吃柑橘类。理由:含丰富的胡萝卜素、类黄酮、维生素C等抗癌物质。

9.常吃海洋蔬菜,如海带、紫菜等。理由:富含抗癌物质褐藻胶。

10.每天喝8杯水。理由:增加尿量,及时冲洗掉泌尿道的致癌物,可有效地防范膀胱癌。

参 考 文 献

[1] 曾文星. 老人的心理与辅导[M]. 北京:北京医科大学出版社,
中国协和医科大学联合,2001.

[2] 张理义,王一牛. 老年心理保健[M]. 北京:人民军医出版
社,2012.

[3] 威尔·鲍温. 不抱怨的世界[M]. 西安:陕西师范大学出版
社,2009.

[4]《老年心理测试与辅导》编写组:老年心理测试与辅导[M]. 北
京:中国时代经济出版社,2002.

[5] 戴晓阳. 常用心理评估量表手册[M]. 北京:人民军医出版
社,2010.

[6] 马志国. 老年心理诊所[M]. 广州:花城出版社,2004.

[7] 刘登阁. 化解空巢老人的心理危机[M]. 北京:中国社会出版
社,2008.

[8] 李强. 老年人心理健康的六条标准[J]. 劳动保障世界,2008
(3).

[9] 王延群. 老人如何克服多疑心理[J]. 现代养生,2008(5).

[10] 于媛媛. 解读抑郁老人[J]. 健康,2003(6).

[11] 容小翔.老人为何易患抑郁症[J].家庭医学,2005(2).

[12] 青蓝.老年恐惧症的心理疗法[J].人人健康,2011(7).

[13] 欢乐.帮助老人远离死亡恐惧[J].人人健康,2010(2).

[14] 张正修."疾病恐惧症"好袭中老年[J].科学养生,2013(5).

[15] 柏正宏.人们遭遇高科技焦虑症[J].家庭医学:新健康,2003(5).

[16] 刘新轶.老年焦虑症的鉴别诊断和治疗[J].精神医学杂志,2010(6).

[17] 陈策.节后老人预防分离焦虑症[J].医药与保健,2010(3).

[18] 李春莲.空巢老人要如何走出孤独[J].科学养生,2009(5).

[19] 别让固执占据心灵[J].科学大观园,2001(6).

[20] 崔鹤同.脱掉虚荣的外衣[J].现代养生,2008(12).

[21] 黄秋华.抱怨,不如改变[J].实用医学杂志,2008(12).

[22] 张尊祥.如何预防退休综合征的产生[J].中国疗养医学,2009(12).

[23] 敖拉哈.老年人再婚的心理调适[J].家庭医学,2005(8).

[24] 王侨蜀.如何跨越"黄昏恋"的三道坎[J].老同志之友,2011(23).

[25] 黄力.老人心理需求知多少[J].中国保健营养,2004(9).